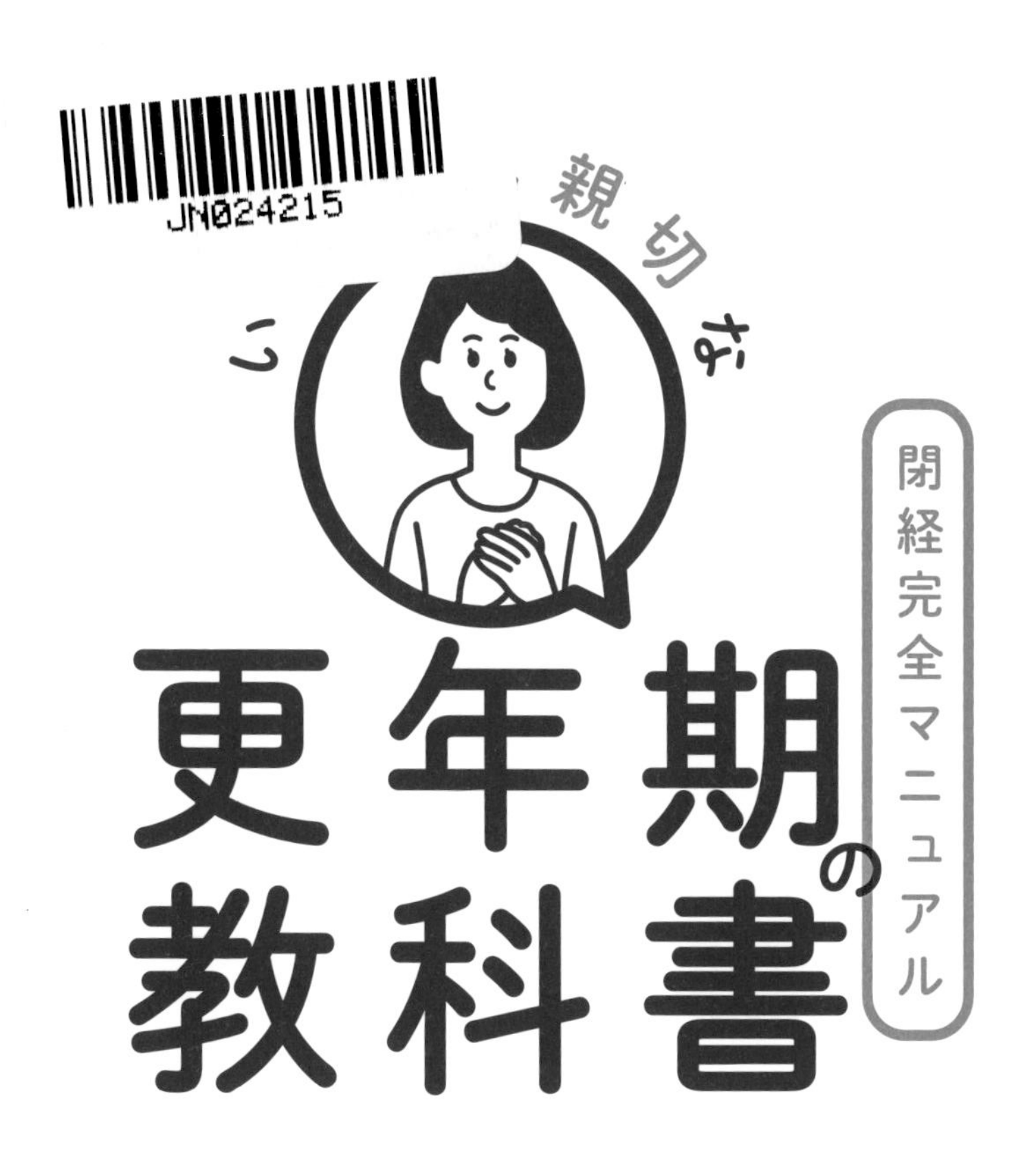

閉経完全マニュアル

更年期の教科書

産婦人科医
高尾美穂

世界文化社

はじめに

こんにちは。産婦人科医・高尾美穂です。

私は、女性のための統合ヘルスクリニックの副院長として、日々診察にあたっています。卵巣や子宮の腫瘍が専門ですが、扱うジャンルは多岐にわたり、月経トラブルや子宮筋腫、更年期医療、不妊などのほか、ホルモンのアンバランスからくる女性のメンタルダウンなどさまざまな症状に向き合います。

私が産婦人科医を志したのは、「すべての女性を幸せにしたい」という思いからでした。

女性は男性と違い、女性ホルモンの大きな波に生涯さらされ続けます。

初潮を迎えれば毎月の月経に悩まされ、妊娠すれば体内で胎児を育てる重責を担い、産後は一気に女性ホルモンがほぼゼロにまで落ち込み、授乳期間中は女性ホルモンの分泌が中断されます。

そして、**更年期に差しかかると女性ホルモンがアップダウンしながら減少し、ホルモンの変動からくる不調に悩まされます。**

男性にも男性ホルモンの変化があるとはいえ、これほど急激な変動ではありません。さらに、女性は妻、母といったさまざまな役割を持つなど、ライフステージの変化もダイナミックです。

「人口1億2千万人の日本において、女性は6千万人。日本人の半分を幸せにできたら最高！」

そう考え、大学病院の勤務医としてさまざまな患者さんと接するうち、医師としてある重要なことに気づいたのです。

大学病院の産婦人科ですから、昼夜を問わない分娩はもちろん、がんなどの重篤な病気の患者さんも訪れます。

「せっかく妊娠したのに、子宮頸（けい）がんが見つかり、赤ちゃんをあきらめるしかなかった」「不正出血を放置していたら、卵巣がんが進行していた」「妻が30代の若さで乳がんになり、小学生の子どもを残して亡くなった」など、日々突き付けられるのは、厳しい現実の数々。

「もっと早く受診してくれていれば」「女性の病気についてもっと情報が行き渡っていれば」。

医師として無力感を感じることも少なくありませんでした。

そこで8年ほど前、「大学病院で患者さんを待つ立場から、一般の方々によりよい医療情報を届ける立場へ」と思い立ち、女性に特化したクリニックの医師へと転身。現在は、「〝待ち〟から〝街へ〟」をモットーに、産婦人科医、スポーツドクター、企業の産業医、ヨガインストラクターと、さまざまな角度から女性の健康にアプローチしています。

また、女性がよりよく歳を重ねていけるよう〝転ばぬ先の杖〟を提供することで、あらかじめの知識を持っていただけるよう、外来での診察だけでなく「医療・ヨガ・スポーツ」の3つの面から情報を発信しています。

今回、「更年期」をテーマに本書を執筆したのも、必要とする人に必要な情報を確実に届けたいからです。

女性の健康は、女性ホルモンによって守られています。

卵巣機能がストップし、女性ホルモンがほとんど出なくなるのが閉経であり、閉経前後の10年間が更年期にあたります。

実は、更年期というテーマが注目されるようになってきたのは、ここ20年程度のこと。戦前はさまざまな要因により、閉経を迎える前に多くの人が寿命を迎えていたのです。

いまや日本人女性の平均寿命は87歳を超え、人生１００年時代ともいわれます。しかし、卵巣が機能する期間は10歳から50歳までの40年間と、いまも昔も変わりません。つまり私たちは閉経後、**50年近く女性ホルモンの恩恵なしに生きていかなければならないのです。生活習慣病や骨粗しょう症、がん、メンタルダウンなど、更年期以降に起こり得るリスクをあらかじめ知っておき、きちんと対策を講じさえすれば、その先も生涯、健やかに生きていくことができるはず。**

いままさに更年期で悩んでいる人も、症状に合った治療法に必ず出合えます。「更年期だからしょうがない」と不調をがまんする時代では、もうないのです。

本書では、「閉経のサインは？」「どんな不調がいつまで続く？」「閉経したら女性ではなくなるの？」「女性ホルモンは補充できる？」などの疑問に答え、閉経前後からの十数年を上手に乗り切るコツを、わかりやすく解説しています。

本書で紹介する食事や運動、セルフケアのコツや医療情報を、一つでもけっこうですから、みなさんの生活に取り入れてみてください。未来に向けた準備をするきっかけとしていただけたら、著者としてこれほどうれしいことはありません。

目次

第1章 閉経までに知っておきたい！【更年期AtoZ】

第2章 更年期の不調を自分で治すセルフケア【食事と睡眠の整え方】

第3章 自律神経を整え骨盤底筋を鍛える【ゆるラクヨガ】

第4章 上手な婦人科のかかり方【HRTと漢方治療】

第5章 かかりやすい病気から身を守る【女性のがんと生活習慣病】

第6章

人生が変わる！ 閉経後の備え方【アフター更年期のコツ】

40代は女性の人生の大転換期。とくに、女性ホルモンの分泌量が急激に減少する45歳以降はさまざまな不調に悩まされることが多くなります。人生100年時代を健やかに乗り切るコツを知っておきましょう。

45歳くらいから
女性ホルモンの分泌量が急減し、さまざまな不調に見舞われます。月経不順が見られたら、更年期のはじまりかも。
※
女性ホルモンの変化
（イメージ）
45歳
40歳
ビフォア更年期

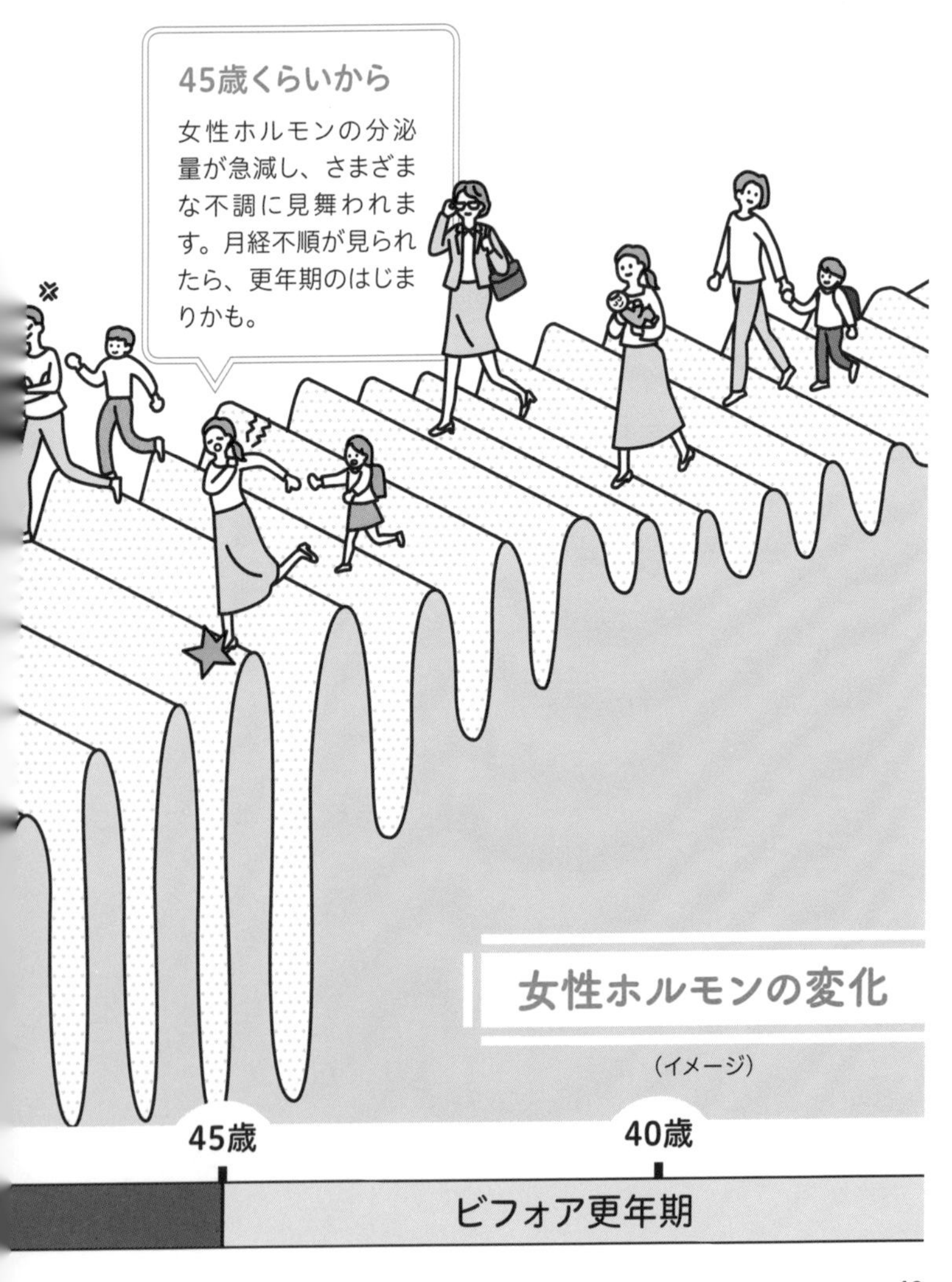

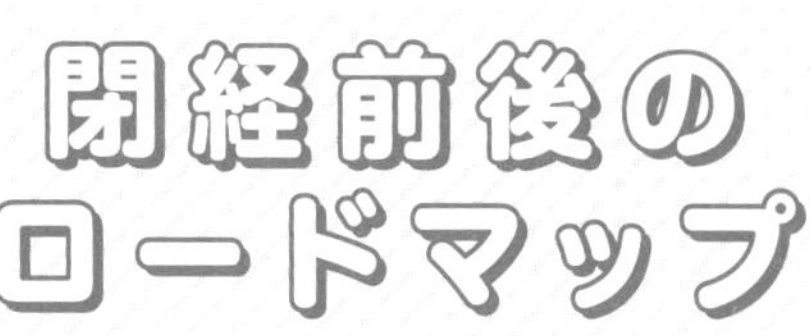
閉経まで、そしてそれから
閉経前後の
ロードマップ

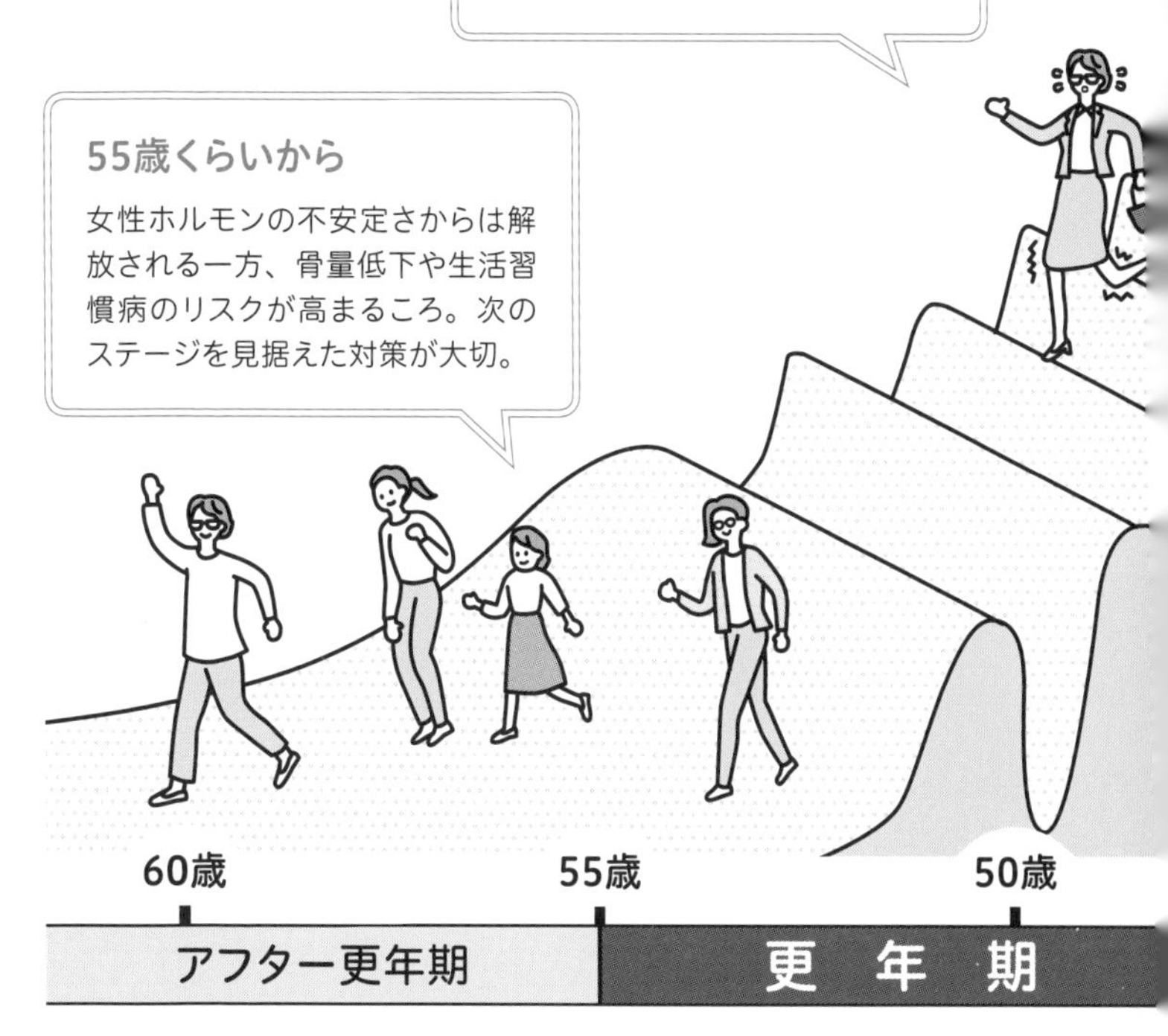
50歳前後
50歳を境に多くの人が閉経を迎えます。この前後2年間は女性ホルモンの急減による変化に体が追いつかず、不調はピークに。
55歳くらいから
女性ホルモンの不安定さからは解放される一方、骨量低下や生活習慣病のリスクが高まるころ。次のステージを見据えた対策が大切。
60歳
55歳
50歳
アフター更年期
更年期

卵巣機能が低下する更年期は、さまざまな症状に見舞われます。更年期に起こる体の変化と不調の原因を正しく理解しましょう。

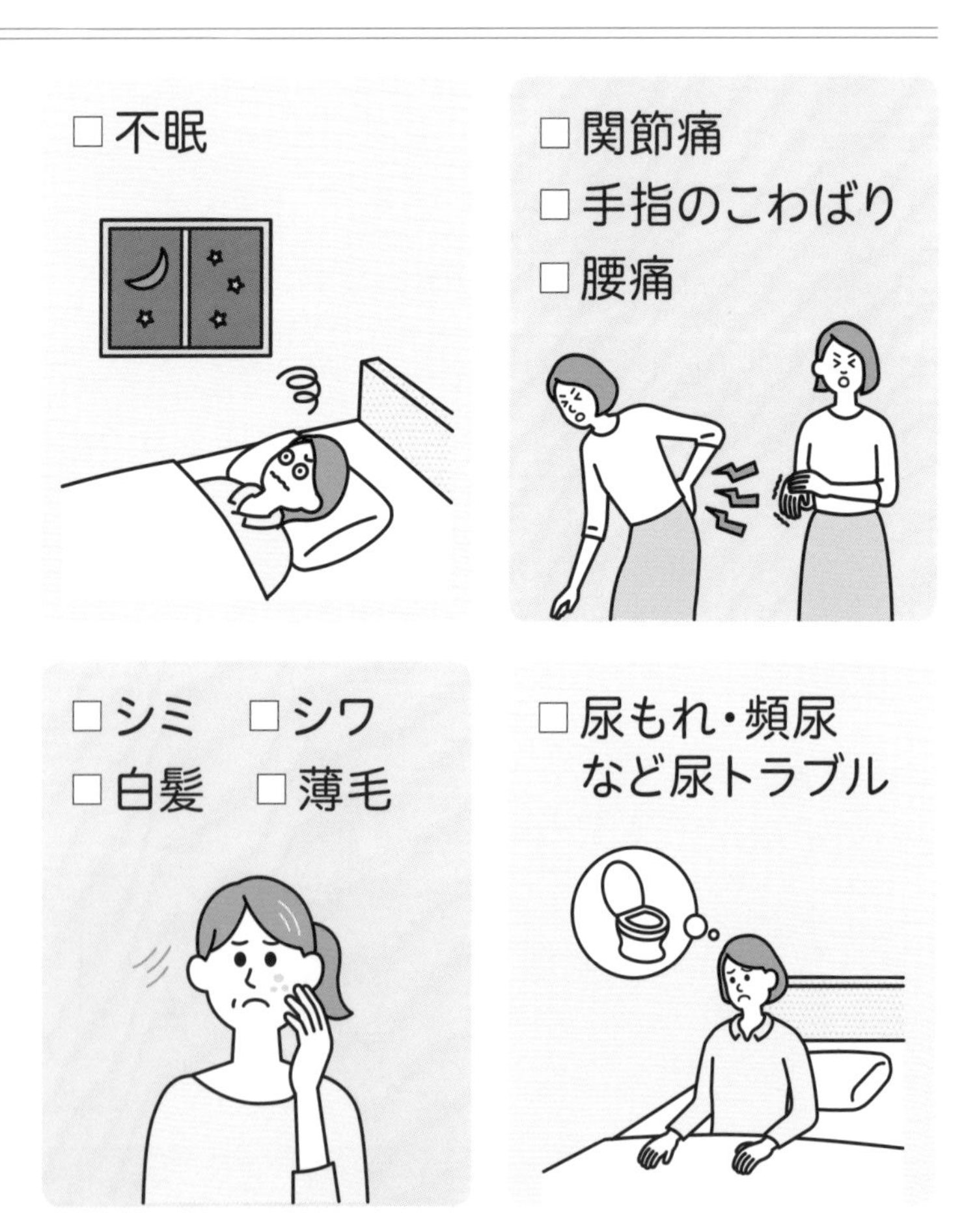

第1章へ

STEP.1

こんな症状が一気に押し寄せる!

更年期のおもなトラブルを知っておきましょう

□ほてり
□のぼせ
（ホットフラッシュ）

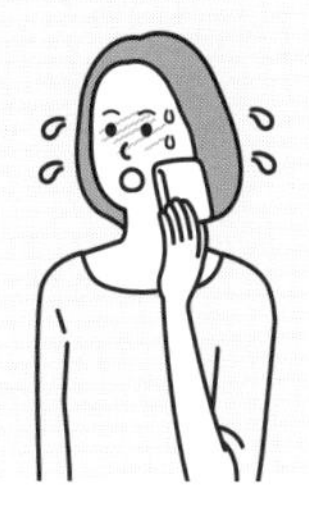

□頭痛 □肩こり
□首のこり

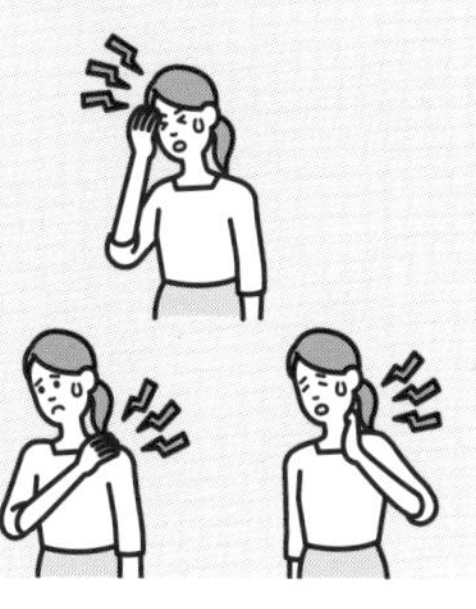

□イライラ
□怒りっぽくなる

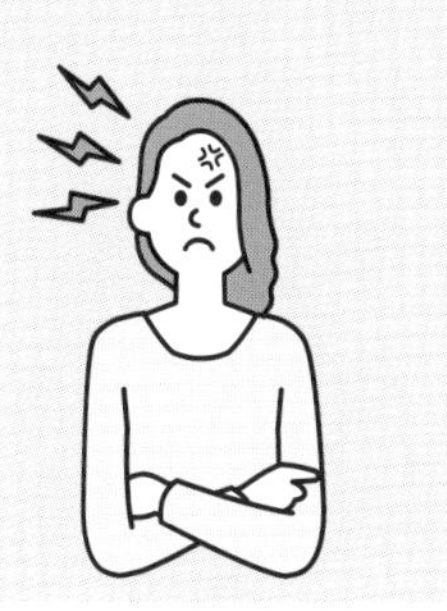

□うつ状態
□メンタルダウン

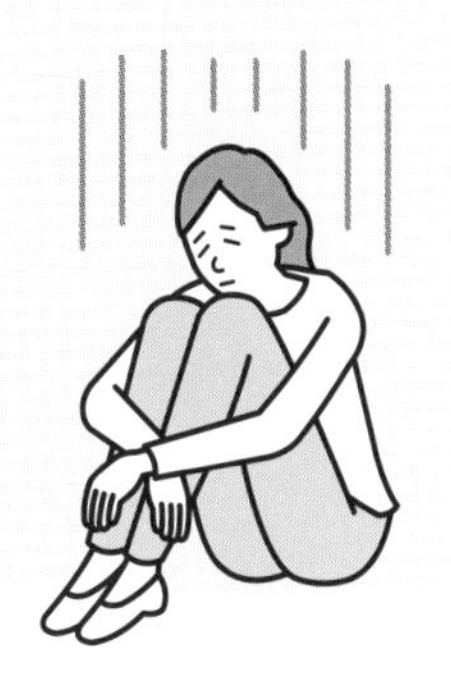

毎日の生活習慣を見直すことで更年期のさまざまな不調を改善することができます。バランスのよい食事を基本に、良質な睡眠を心がけましょう。

良質な睡眠で自律神経を整える

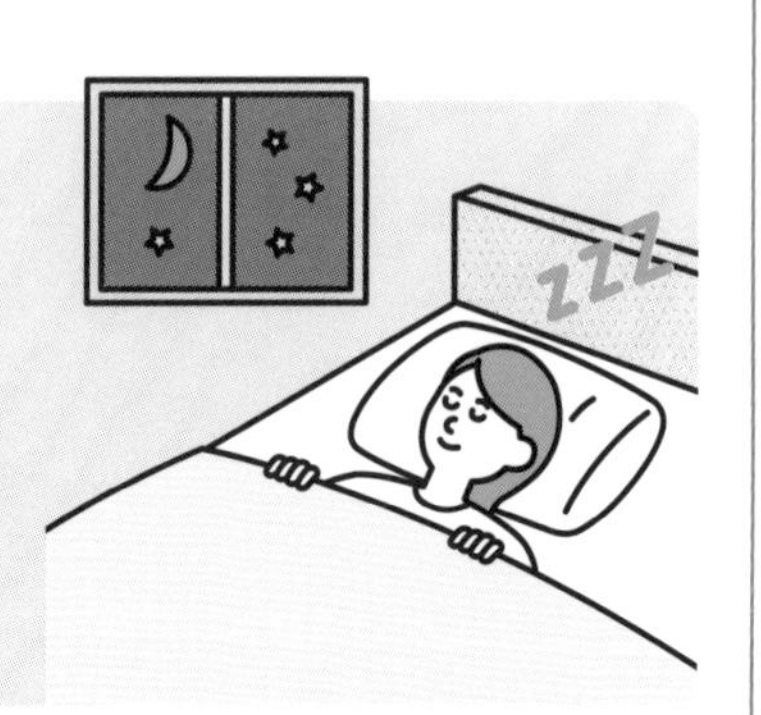

適度な運動は健康管理に不可欠。自律神経を整え、骨盤底筋を鍛えるヨガやウォーキングを毎日の生活に取り入れましょう。

ウォーキングで血行促進

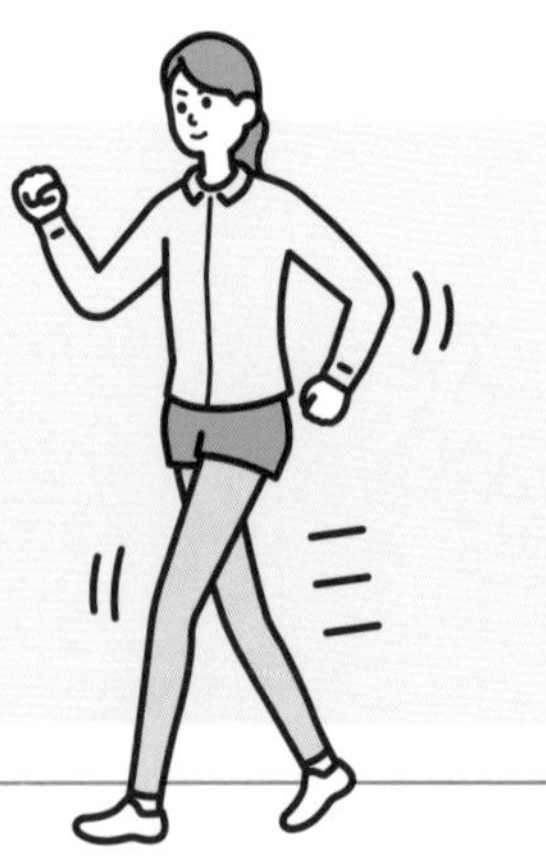

第2章へ

STEP.2

更年期を快適に乗り切るためのセルフケア

食事と睡眠

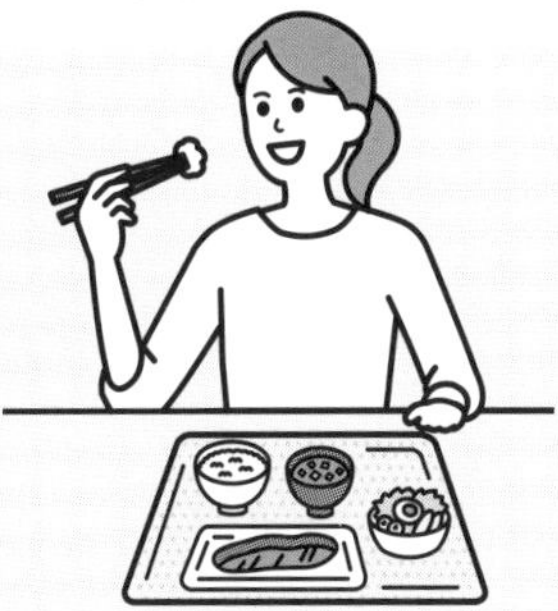

たんぱく質と
食物繊維たっぷりの
食事をバランスよく

第3章へ

STEP.3

やっぱり大事！

運動で心身を整える

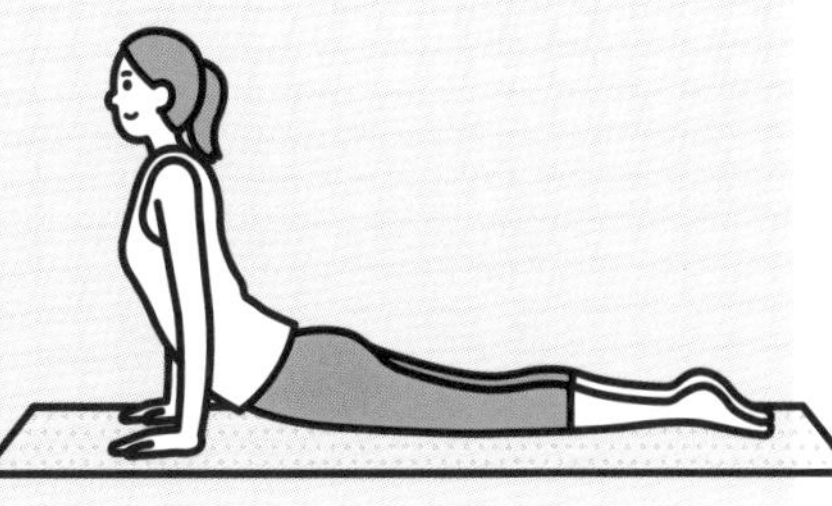

1日5分の
「ゆるラクヨガ」

生活習慣を整えるとともに、つらい不調はがまんしないで婦人科や産婦人科に相談しましょう。ホルモン補充療法や漢方治療が受けられます。

さまざまな症状を改善する「漢方治療」

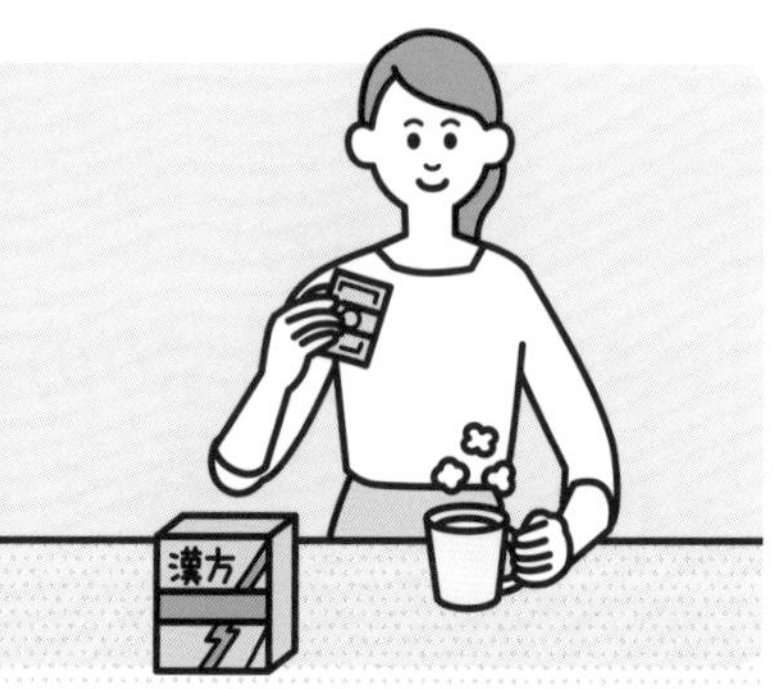

閉経後は骨粗しょう症や生活習慣病、がんなどのリスクが高まります。更年期以降の長い人生を快適に過ごすための備え方を解説します。

- □ 規則正しい生活が基本
- □ がんや生活習慣病を予防する
- □ 定期検査で健康チェック
- □ こまめに体を動かす
- □ 前向きな気分で過ごす

STEP.4

← 第4章へ

つらい不調は病院で治す!

婦人科の更年期治療

治療の主体は
「ホルモン補充療法」

STEP.5

← 第5章・第6章へ

かかりやすい病気から身を守る

アフター更年期の備え方

心身の変化を
受け入れ
次のステージへ

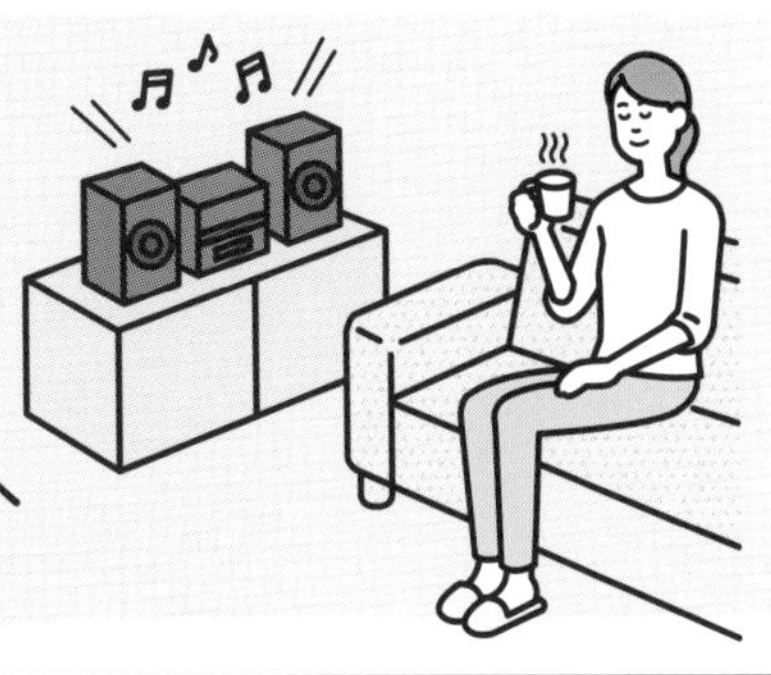

第1章

閉経までに知っておきたい！

更年期 A to Z

「更年期かな?」と思ったら

更年期、更年期症状、更年期障害、閉経の違いを知っておきましょう

女性ホルモン激変の波を上手に乗りこなす

女性の人生に大きな影響を及ぼすホルモンは、**卵巣から分泌される「エストロゲン」という女性ホルモン**です。これは女性の人生のうち、約40年間という期間限定で分泌されるホルモンです。

10代になって卵巣が成熟すると一気にエストロゲンの分泌量がふえ、月経がはじまります。エストロゲンの分泌のピークは20代から30代の半ばぐらいまでですが、同時にこの成熟期は進学や恋愛、就職や結婚、出産、育児など、人生の大きな変化にさらされます。

30代の後半以降はエストロゲンの分泌量が徐々にへっていき、40代後半から更年期に入ると急激に減少し、**閉経直前は乱高下し、閉経後にはなんと男性よりも低い値で一定になります。**

このようなエストロゲンの分泌量の変化に伴い、女性の心身も変わっていきます。

「更年期」とは閉経前後の10年間

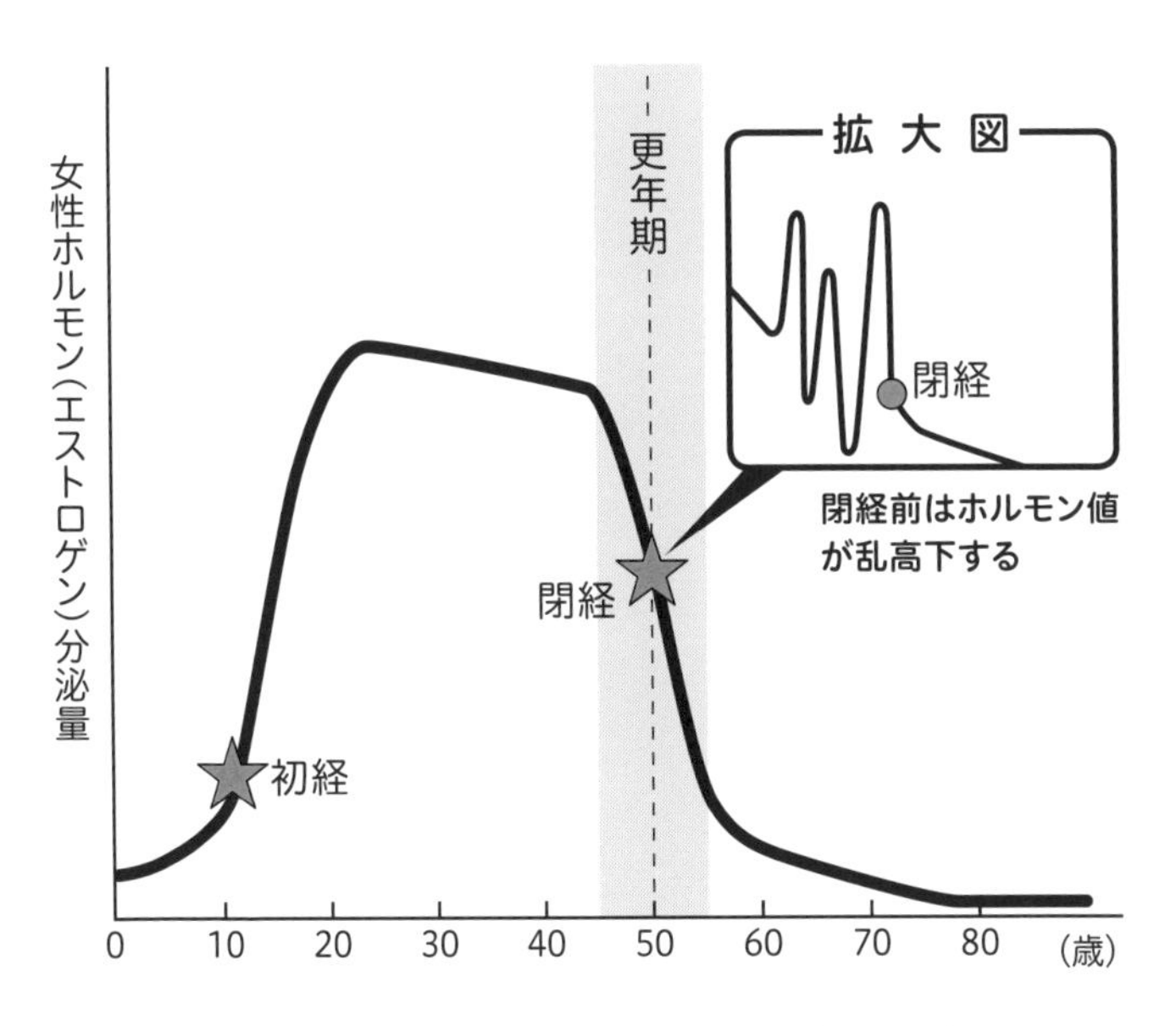

卵巣の機能が低下すると、卵巣から分泌される女性ホルモンの分泌量が減少します。それに伴い、体にはさまざまな不調が現れます。ホルモン量が減少しはじめる閉経の5年前から、低い状態で安定する閉経の5年後までを更年期と呼びます。

「更年期」「更年期症状」「更年期障害」「閉経」という言葉は、似ているようでそれぞれ意味が違います。ここで正しい定義を確認しておきましょう。

◇更年期

更年期とは、閉経の前後5年間ずつの合計10年間を指します。**エストロゲンがある状態からエストロゲンがない状態に慣れていくための10年間**と考えるとよいでしょう。

日本人の閉経年齢の中央値は、50・54歳ですから、50歳で閉経するとすれば、更年期は45歳から55歳ということになります。

更年期は、女性ならだれにでも訪れます。「私には更年期がなかった」という人は、次で説明する「更年期障害がなかった」という意味で使っているのかもしれません。

◇更年期症状・更年期障害

更年期はエストロゲンの分泌量がアップダウンをくり返しながら減少していくため、女性の体にさまざまな不調が現れやすくなります。これらの症状を「更年期症状」といい、**「ホットフラッシュ」と呼ばれる異常発汗やほてり、イライラ、不安感、不眠、手足の冷えなどがあります。**こうした症状を感じる人たちは、全体の6割です。残りの4割の人は月経周期がバラつく、月経がこなくなっていくという変化しか感じずに更年期を過ごします。

更年期症状を感じる人たちの中で3割弱の人は、治療を受けないと日常生活がつらいほど重い症状が現れます。このような場合を「更年期障害」と呼んでいます。

◇閉経

月経が完全になくなった状態のことです。**「12カ月間月経がない」ことで閉経したとみなします。**たとえば、昨年の11月に最後の月経がきて、今年の11月まで月経がなければ、「昨年の11月で閉経した」といえるということです。

その間に月経がきたら、そこからまた12カ月間月経があるかどうかを見ます。一般的には遅くとも56歳には閉経するとされています。**閉経年齢には個人差があり、閉経してみないと更年期がいつはじまったのかわかりません。**実際、40～45歳で閉経する人もおり、その場合、35～40歳が更年期のはじまりとなるわけです。

閉経によって卵巣機能が終了すると、卵巣からエストロゲンが分泌されていたそれまでとくらべて、エストロゲンの恩恵にあずかれなくなります。

ちなみに、40歳未満で無月経の状態が1年以上続くことを「早発閉経」といいますが、40代前半ではこれに該当せず、閉経と見なします。

がん治療や子宮・卵巣摘出による閉経は「人工閉経」です。

更年期のサイン

40代以降、こんな症状があったら更年期のはじまり

月経不順、疲れや老化を感じはじめたら

更年期がいつはじまったのかは、閉経したときから逆算してわかります。つまり閉経しない限り、更年期のスタートがいつなのかはっきりしません。ですから、閉経していなくても、40歳を過ぎたら「もう更年期に入っているかな」「更年期の不調もあり得るかも？」と考えて準備しておくことが大切です。

更年期に入っていることを示すもっともわかりやすいサインは、月経周期の乱れです。それまではきちんときていた月経が、何カ月もこなかったり、次の月経が半月程度できたりするほか、経血量が以前よりへった、あるいはふえた、長引く、短期で終わるなど、現れ方はさまざまです。

そのほか、肩こりや腰痛、不眠、イライラ、うつ状態、ホットフラッシュ、冷えなど、訴える症状は多岐にわたり、個人差が大きいのが特徴です。

おもな更年期の不調と閉経年齢

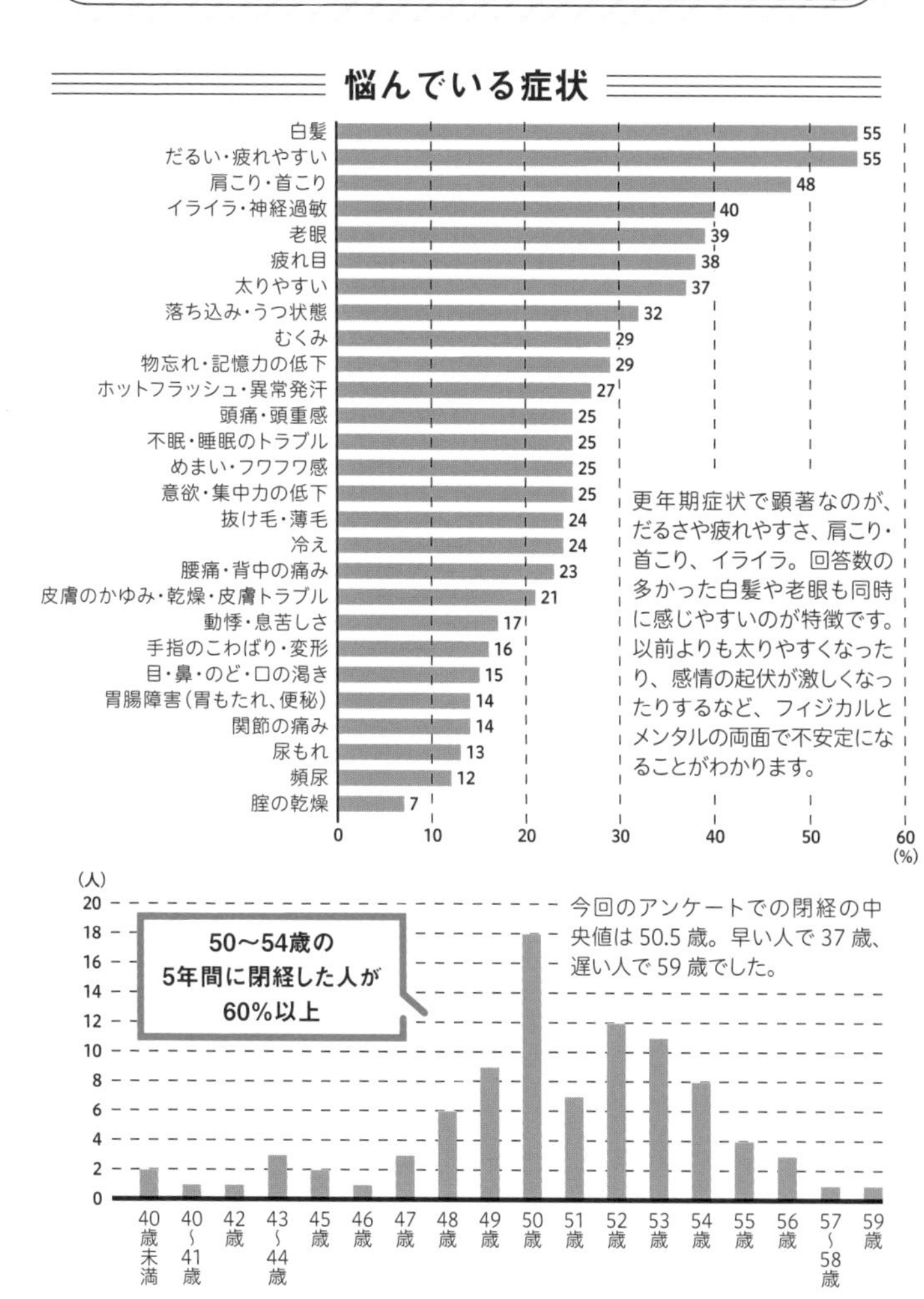

※『からだにいいこと』（世界文化社）「更年期に関するアンケート」より作成
（2021年6月実施／回答278名［うち閉経している人は93名］）

更年期症状は体に現れる症状とメンタルに現れる症状に大別できます。

これらは白髪や老眼、抜け毛や薄毛など、加齢からくる症状と同時に感じやすく、身体症状としてとくに多いのが、ホットフラッシュというのぼせやほてりです。急に顔がカーッと熱くなり、汗が大量に出て止まらなくなったりします。

くわしくは後述しますが、これは女性ホルモンの乱れによって自律神経のコントロールがうまくいかなくなり、血管の収縮と拡張を調節する機能が阻害されることが原因です。

そのほか、イライラや神経過敏、うつ状態などメンタルの不調に悩む人も少なくありません。こうした症状が起こりやすいのは、更年期という年代にあります。

女性の40代は、ある程度の経験を重ねてきた人生の成熟期。結婚や育児、仕事など、脇目も振らずひたすら全力で走ってきた人生の折り返し地点にある年代です。

そんな人生の曲がり角には、当然環境の変化も伴います。たとえば、子育てに奮闘してきたけれど、子どもが思春期に差しかかって反抗期を迎えたり、成長した子どもが就職や結婚で自立し、夫婦二人だけの生活になったりするなど、家族関係に大きな変化が生じます。

あるいは、独身で順調にキャリアを積み重ねてきたけれど、体力が衰えてこれまでのような頑張りがきかなくなったり、転職や配置転換などによる環境の変化にとまどったりする人もいるでしょう。

さらには、昨今の晩婚・晩産化で、40代での出産もめずらしくありません。体は更年期で体力が低下しているのに、育児はフル稼働という人も少なくないでしょう。

年齢とともに性交渉の頻度が少なくなり、パートナーから女性として見てもらえないと感じるなど、喪失体験をするケースもあるでしょう。

つまり、**身体的な変化とともに、環境の変動が起こりやすい時期であることが、更年期症状を引き起こす大きな要因**なのです。

このように年齢的に不調が起こりやすい状況にあっても、さまざまな対策があります。次章以降、生活習慣の工夫やセルフケア、婦人科治療など、具体的な方法を紹介していきます。

ちなみに、私がたくさんの女性と接して感じていることは、女性はあまりにも頑張り屋さんが多いということです。真面目で一生懸命で、家族のため親のためなど、自分以外の人のために役に立ちたいという自己犠牲型の人は、更年期症状が強くなりがちです。

更年期はいままでの人生を振り返り、体調や人間関係の状態を確認する棚卸しの時期。ていねいに自分の体と向き合い、ケアしましょう。

女性ホルモンとは

絶妙なコンビネーションで働く2つの女性ホルモン

脳からの指令でエストロゲンとプロゲステロンが分泌される

女性ホルモンには「エストロゲン」（卵胞ホルモン）と「プロゲステロン」（黄体ホルモン）の2種類があります。どちらもコレステロールを材料としており、卵巣から分泌されています。

卵巣に女性ホルモンを出すように指示しているのは、脳の中にある視床下部です。視床下部は一大コントロールセンターのようなところで、ホルモンの分泌のほか、自律神経系や免疫系にも働きかけ、意思と無関係に体が快適な状態に維持できるようにしています。視床下部の下にある下垂体は、視床下部の指令を受けて性腺刺激ホルモンを分泌します。性腺刺激ホルモンには「卵胞刺激ホルモン（ＦＳＨ）」と「黄体形成ホルモン（ＬＨ）」があります。この性腺刺激ホルモンが血液の流れに乗って卵巣へ運ばれて卵巣を刺激し、エストロゲンやプロゲステロンが分泌されるのです。

2種類の女性ホルモンが女性の体をコントロール

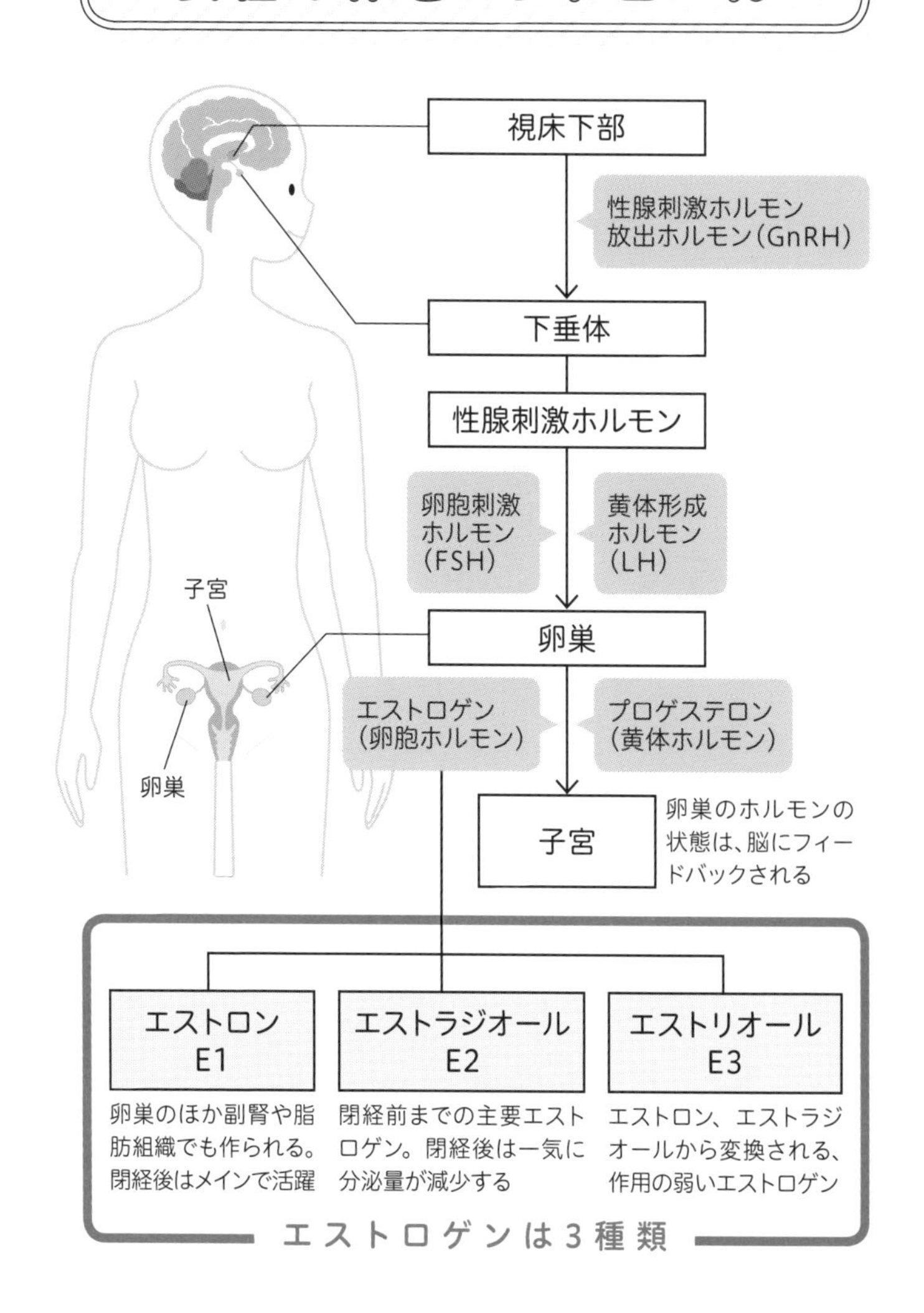

卵巣の役割

妊娠に備えるエストロゲン、妊娠を持続させるプロゲステロン

更年期に向かって卵巣機能は低下していく

ホルモン分泌の一連の流れには、フィードバック機能があります。

卵巣から分泌されたエストロゲンやプロゲステロンは、血液の流れに乗って脳に届きます。視床下部はそれをキャッチし、下垂体に女性ホルモンの量を調節せよと指令を出します。その指令を受けた下垂体は、ホルモンの量が多ければ「もういっぱいになったからへらそう」と分泌の指令を出すのを控え、量が少なければ「もっと出して」と指令を送ります。このようにして月経周期が維持されています。

30代までは視床下部からの指令を受けた卵巣が、必要な量の女性ホルモンを順調に分泌できていました。しかし**40代に入ると卵巣の機能が低下してエストロゲンを作れなくなります**。卵巣は40年間という期間限定の臓器といわれるのはこのためです。

そんな卵巣の変化とおかまいなしに、視床下部はエストロゲンの分泌を促すよう指令を

第1章 閉経までに知っておきたい！【更年期 A to Z】

更年期は脳から卵巣への指令に不具合が生じる

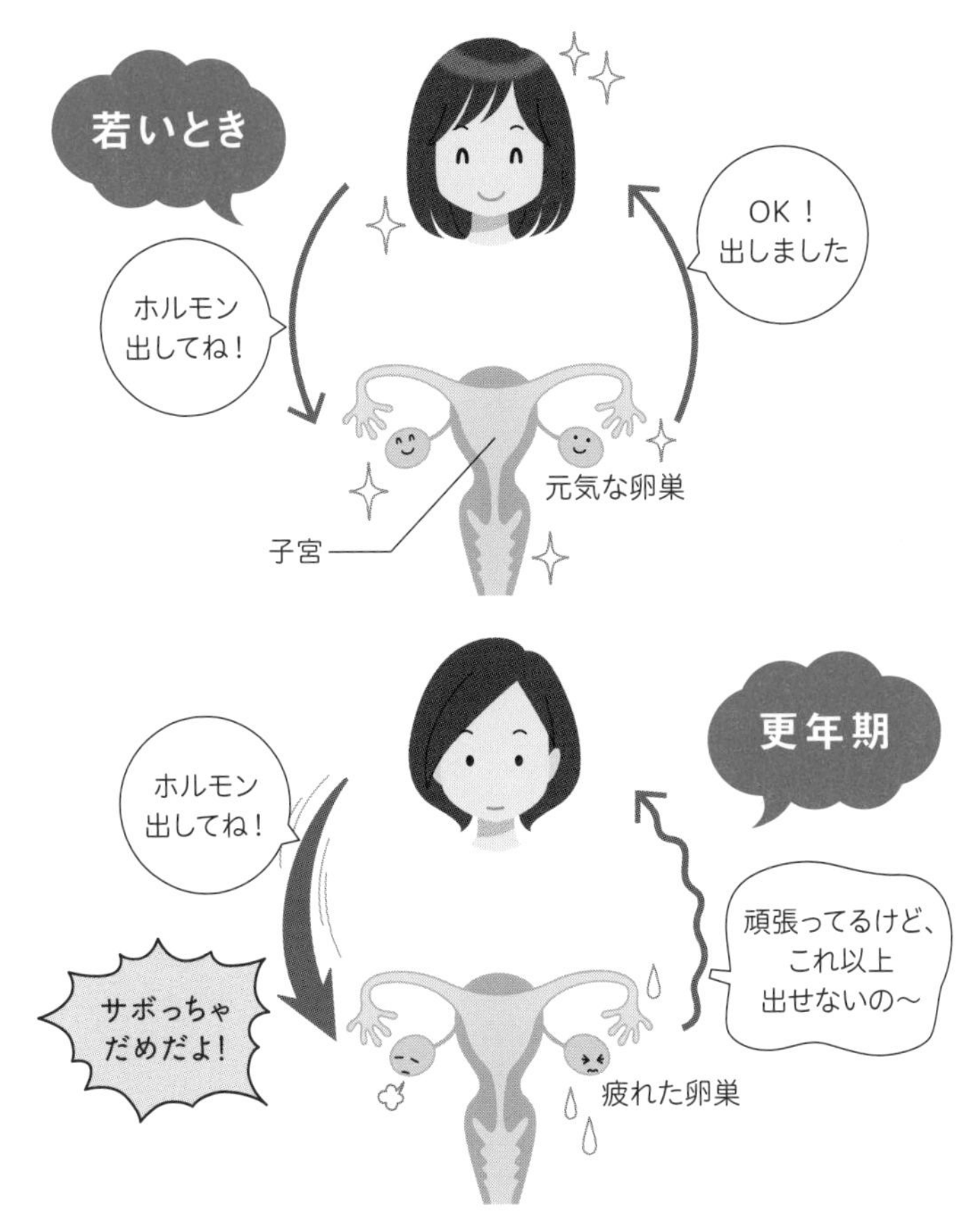

指令を出し続けているのに、卵巣が老化してホルモンを分泌できない！このパニックが視床下部に影響を及ぼすことで、全身の自律神経が誤作動を起こし、それが体の不調となって現れるのです。

出しますが、一向に卵巣は応えません。そのうち視床下部の機能も低下し、その結果、心身にさまざまな不調が現れるのです。

更年期には、こうしたことが私たちの体の中で起こっているのです。

エストロゲンは、子宮に作用して子宮の内膜を厚くしたり、受精卵の着床を助けたりして妊娠に備えます。乳房を大きくして丸みを帯びた体つきにし、肌を潤わせ、豊かな髪を作るなど、女性らしさに関わるホルモンです。

骨や血管を丈夫に保つなど、健康面でも多大な恩恵をもたらしてくれます。一般的に女性ホルモンのメリットを強調するときには、エストロゲンを指しています。

一方、プロゲステロンは妊娠を助け、妊娠したあとに妊娠を持続させるホルモンです。排卵後にしか分泌されず、エストロゲンによって厚くなった子宮内膜を受精卵が着床しやすく育ちやすい状態に整えます。体温を上げる一方、むくみや便秘、肌荒れなど、ＰＭＳ（月経前症候群）の原因となることもあります。

女性の月経周期に伴う心身の変化は、この2つのホルモンの影響を受けることによるものです。

40代後半からは、妊娠する機能が終了する方向へ体が変化していくといえるのです。

間違えやすいほかの病気

重大な病気と区別することが肝心

甲状腺の病気と間違えやすいので要注意

更年期症状は、体・心・外見にさまざまな形で現れます。ただ、その症状が本当に更年期によるものなのか、それとも別の病気によるものなのか、なかなか見分けがつかないことがよくあります。この年代はとくに、毎年の健康診断を欠かさないことが大切です。

代表例が「甲状腺疾患」です。甲状腺ホルモンが過剰に分泌するバセドウ病の症状には、ほてり、異常発汗、動悸などがあります。甲状腺機能が低下する橋本病の症状には、気分の落ち込み、無気力、冷え、肌のカサつきなどがあります。どちらの病気の症状も、更年期の症状とよく似ているためなかなか見分けがつきません。

逆に、心臓の病気だと思ったら、更年期症状の一つである動悸だったという場合も。

素人判断は控え、不調を感じたら婦人科へ。重大な病気が隠れていた場合は早期発見につながりますし、更年期だとわかれば治療を受けて症状を軽減させることができます。

更年期障害と間違えやすい病気

よくある更年期症状		間違えやすい病気
不正出血	⇔	子宮体がん
汗が止まらない、やせる	⇔	甲状腺機能亢進症（バセドウ病など）
だるい、冷え、薄毛、太る、無気力	⇔	甲状腺機能低下症（橋本病など）
ホットフラッシュ	⇔	薬の副作用
動悸	⇔	貧血、心臓の病気 甲状腺機能亢進症
めまい	⇔	メニエール病、脳の病気
頭痛	⇔	高血圧
落ち込む、イライラする	⇔	うつ病
関節の痛み、腫れ	⇔	関節リウマチ シェーグレン症候群

セルフチェック

更年期指数で自分の状態を数値化して把握する

症状のレベルを4段階でチェック

自分が更年期のため、婦人科を受診したほうがよいかどうかを判断する手助けとなるのが、更年期指数（ＳＭＩ）です（→Ｐ．38）。更年期指数は多くの婦人科でも問診や効果判定に使われています。

症状の強さが4段階になっているので、自分が該当するところをチェックし、合計点を出します。簡単にできるので、ぜひやってみてください。50点以上だったら一度婦人科を受診し、相談してみるとよいでしょう。

一般的な更年期症状として思い浮かべる症状以外に確認したいのが「手足の冷え」や「睡眠の課題」です。これらを強く自覚する場合も婦人科を受診してみてください。

なお、更年期指数は、セルフケアや治療効果を測定するスケールとしても活用できます。3カ月に1回など、定期的にチェックすることで、症状の改善や悪化が確認できます。

不調レベルがわかる！
更年期指数チェックリスト

症　状	強	中	弱	無	点数
1 顔がほてる	10	6	3	0	
2 汗をかきやすい	10	6	3	0	
3 腰や手足が冷えやすい	14	9	5	0	
4 息切れや動悸がする	12	8	4	0	
5 寝つきが悪い、または眠りが浅い	14	9	5	0	
6 怒りやすい、すぐにイライラする	12	8	4	0	
7 くよくよしたり、憂うつになることがある	7	5	3	0	
8 頭痛、めまい、吐き気がよくある	7	5	3	0	
9 疲れやすい	7	4	2	0	
10 肩こり、腰痛、手足の痛みがある	7	5	3	0	
	合計点				

強度の目安

強＝日常生活に差し障りがあるほどつらい
中＝我慢できなくはないけど、なんとかしたいレベル
弱＝症状はあるけど、まだ我慢できる程度
無＝ほとんど感じたことがない

0～25点 …上手に更年期を過ごしています
26～50点 …食生活や適度な運動を意識して、無理のない生活を
51～65点 …医師による生活指導、カウンセリング、薬物療法が必要
66～80点 …半年以上の長期的な治療計画が必要な段階です
81～100点 …精密検査で方針を決め、長期的な治療を行う必要あり

卵巣機能の低下

卵巣の機能は40年で終了。そのあとは静かに存在する臓器に

期間限定で働く妊娠のための臓器

女性ホルモンが女性の一生に影響を及ぼしていることを考えれば、もっとも女性性の高い臓器は子宮よりも卵巣といえるでしょう。初潮を迎える思春期から閉経までの約40年間、期間限定で働く臓器が卵巣です。

卵巣は左右の卵管の下にあり、細い靭帯で子宮につながっています。「卵の巣」と書くように、生まれたばかりのころは卵巣の中に200万個の卵子の元（原始卵胞）が詰まっています。

思春期になり初潮を迎えると、卵胞が発育して成熟卵胞になり、毎月1個の卵子が卵巣の内側の壁から弾けて外に飛び出します。これが排卵です。

排卵された卵子を卵管が受け止め、卵管内を通って子宮へ。卵管の途中で膣から入ってきた精子と出会えれば受精が成立し、受精卵となり、着床し、妊娠へ至ります。

妊娠が成立しなければ、ひと月かけて厚くなった子宮内膜が、月経時に経血となってはがれ落ちます。

卵巣は初潮を迎えるまでほとんど機能することはありませんが、卵子は年齢とともに徐々にへり、思春期のころは約10分の１の20万個まで減少し、毎月の月経によっても少しずつ失われていきます。そして、35歳ごろには約２万５０００個になり、年齢とともにどんどん減少し、閉経時にはついには１０００個程度になってしまいます。**卵子は在庫なので年齢が上がると個数もへり、質も低下していきます。**

実は、排卵による衝撃は、卵巣にとってかなりのダメージとなるのです。

障子紙に向かって投げたテニスボールが、障子紙を破って飛んでいく様子をイメージしてみてください。排卵時の卵巣にはこれほどの衝撃があり、毎月大ケガをしているのと同じといえます。

卵巣機能は個人差が大きいため一概にはいえませんが、ほかの臓器よりも老化が早く、機能の低下は水面下でどんどん進みます。また、卵子の老化により、30代半ばには妊娠しにくい兆候が表れはじめ、35歳以降は妊娠成立の可能性が下がりはじめます。40歳以降になると妊娠そのものが成立しにくくなるのはこのためです。

また、女性ホルモンのエストロゲンやプロゲステロンは、卵巣機能の低下とともに分泌量が減少します。とくに、エストロゲンの量がへると、外見的にも徐々に老化がはじまります。**月経が不順になり、やがて閉経を迎えると、卵巣の機能は完全に終了し、そのあとは卵巣は体の中で働くことなく静かに過ごし、サイズは徐々に小さくなっていきます。**

以上のような卵巣の変化は自然な現象ですから、年齢とともに機能が低下していくのは何ら問題ありませんが、体内でこうした変化が気づかぬうちに起こっていることは知っておくとよいでしょう。

ちなみに、妊娠に向けての卵巣機能を調べる検査があります。

これは、血液検査でＡＭＨ（抗ミュラー管ホルモン）の数値を調べる検査で、一部の婦人科で受けることができます（自費診療）。

ＡＭＨは発育中の卵胞から分泌されるホルモンで、数値が高いほど卵巣内に多くの卵子が残っていることを示します。卵巣年齢検査などとも呼ばれていますが、ＡＭＨ値は加齢とともに低下します。しかし、これはあくまでも卵子の数を予測する指標ですので、卵子の質まではわからないため、日本産科婦人科学会として推奨しているわけではありませんが、ほかに妊娠の可能性に関して知る方法がないのも現状です。

エストロゲンの働き

女性らしさと若々しさを内側からサポート

閉経はエストロゲンに左右されない〝リスタート〟の時期

エストロゲンは、ふっくらしたバストやくびれたウエスト、シワのないしっとりした美しい肌、つやつやの髪など、美と若さを保つ女性のためのホルモンです。

エストロゲンはコラーゲンの産生を促し肌の弾力を保つ一方、水分も蓄えてくれます。みずみずしくハリのある肌は、エストロゲンのおかげといっても過言ではありません。

また髪の毛一本一本の太さと髪の毛の密度を維持してくれるのも、エストロゲンの働きです。更年期以降、髪の密度が低下して薄毛が気になってくるのはエストロゲンの量が激減することが原因です。同様の変化は、実は産後にも経験される方が多いです。

エストロゲンは、健康面でも女性の体を守ってくれています。まず、コレステロール値を下げること。エストロゲンというホルモンは、コレステロールを材料にして作られます。

卵巣がエストロゲンを分泌している間は、材料であるコレステロールが使われるので、

コレステロール値を低く抑えられると考えると、わかりやすいかもしれません。コレステロールが余らないので肥満の予防にもつながります。

エストロゲンはLDL（悪玉）コレステロールをへらし、HDL（善玉）コレステロールをふやして、コレステロール値を適正に保ちます。

血管や関節を柔軟に保つコラーゲンの産生を促すのもエストロゲンの役割です。エストロゲンがある間は血管や関節がしなやかで弾力性があり、動脈硬化や関節痛などを防いでくれています。

一方で、エストロゲンには骨を強く保つという働きもあります。**骨を壊しては作り替えるというサイクルを、バランスよく保つためにエストロゲンが機能している**のです。

さらに、エストロゲンはメンタルの安定にも関わっています。**エストロゲンが十分に分泌されていると自律神経が安定し、リラックスさせる副交感神経も優位になりやすい**のです。

また、ストレスに対して気持ちを落ち着かせる脳内物質にセロトニンがあります。セロトニンは体のリズムを整え、不眠解消に役立ちます。

セロトニンの分泌量はエストロゲンの分泌量と連動すると考えられており、エストロゲンが豊富な間は気持ちが安定しやすいのです。

エストロゲンは脳にも働いていて、記憶力をはじめとする脳の機能を維持させています。認知機能に関係するアセチルコリン、意欲に関わるドーパミン、やる気を促すノルアドレナリンなどの神経伝達物質は、エストロゲンが多い時期に分泌量が高まるといわれており、集中力がアップしたり、頭が冴えてクリエイティブな発想が生まれたりするのです。

このように、エストロゲンは外見だけでなく内面も含め、女性の心身を全面的にサポートしてくれる存在ですから、閉経に向かう更年期を「女性として終わってしまうようで悲しい」とネガティブにとらえる人も少なくありません。確かに、閉経して卵巣機能が終了し、月経がこなくなるとエストロゲンのサポートは受けられなくなりますが、同時に、女性ホルモンの変動に揺さぶられなくなるというメリットもあります。

月経があるときは、エストロゲンのアップダウンによって体調が左右され、同じようなことをしても思うように結果が出ないことがあります。

しかし閉経以降は、波がなくおだやかないわば凪の状態。アップダウンしてきた月経周期から解放され、落ち着いていろいろなことに取り組めるようになり、安定して結果が出せるようになる「リスタート」（再始動）の時期です。エストロゲンのサポートがなくなることを自然な体の変化ととらえると、次のステージを前向きに迎えることができます。

女性の美と健康を守るエストロゲンのおもな働き

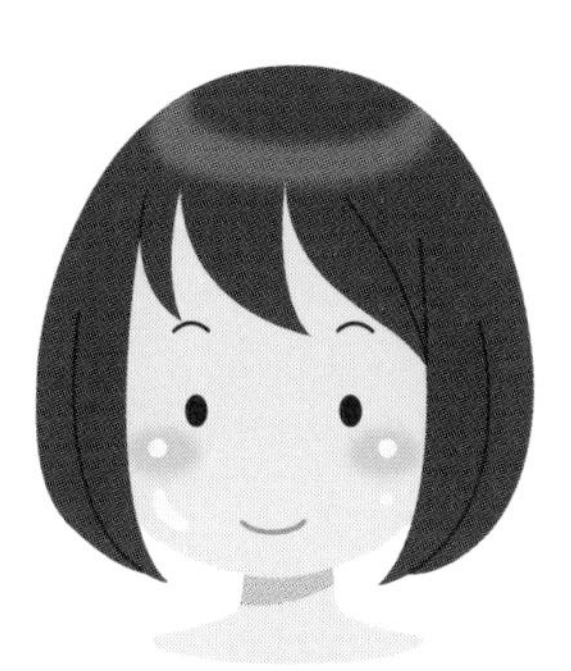

脳の機能を維持する

髪のつやを保つ

肌の潤いを保つ

卵胞を育てる

自律神経を安定させる

子宮内膜を厚くして妊娠に備える

骨を丈夫に保つ

血管や関節をしなやかにする

動脈硬化を予防する

女性らしい体を作る

代謝を促し、肥満を予防する

悪玉コレステロールをへらし善玉コレステロールをふやす

閉経の基準

女性ホルモンの数値をチェックしよう

FSHが上がってきたら閉経間近

閉経の時期はある程度予測することができます。

一つは、婦人科を受診し血液検査を受け、E2とFSHの2種類のホルモンの値を調べる方法です。E2は「エストラジオール」のことで、エストロゲンの中でもっとも強く作用するホルモンです。FSHは「卵胞刺激ホルモン」のことで、下垂体から分泌される性腺刺激ホルモンです。これは、女性ホルモンを出させる引き金のようなイメージです（↓P.31）。月経が順調な性成熟期には、小さな力で引き金を引いてもたくさんの女性ホルモンが分泌されましたが、更年期以降は数倍の力で引き金を引いても、出るホルモンは少量にとどまります。**年齢とともにE2の値が低くなり、FSHの値が高くなるのが閉経が近づいている大きなサインです。**

ただし、とくにE2の値はアップダウンするため、閉経の正確な時期を予測することは

40代半ば以降は エストロゲンが急減する

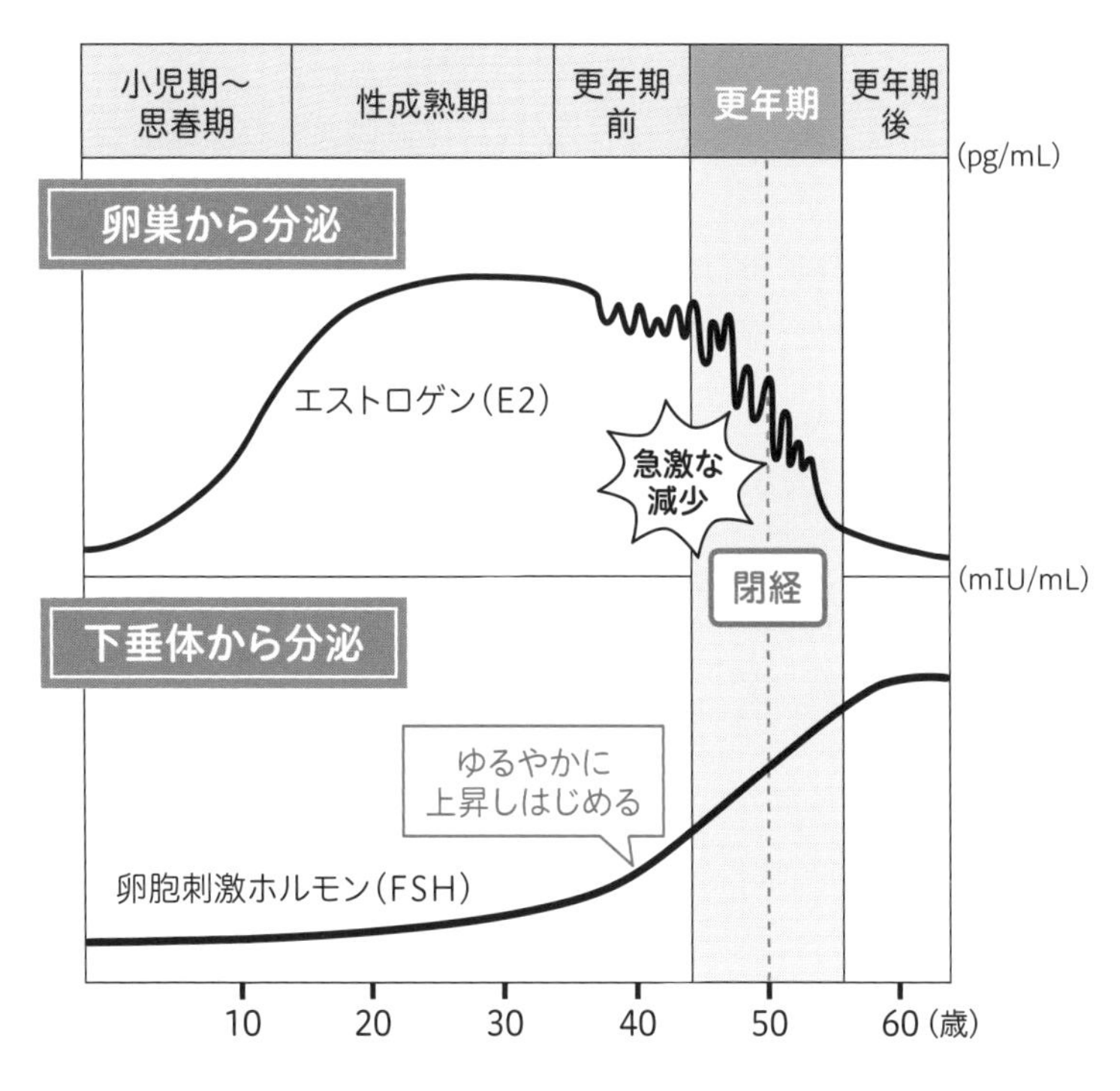

ホルモンの分泌量そのものが体に影響を及ぼすのではなく、分泌量が急激に変化することで不調が現れると考えられています。

できません。

なお、E2が10pg／mL以下、FSHが40mIU／mL以上の場合、閉経と診断されます。

もう一つの方法が、基礎体温から女性ホルモンの働きを知ることです。

基礎体温とは1日の中でもっとも低い体温、つまり眠っている間の体温を指します。生命維持に必要な最小限のエネルギーを消費するときの体温で、朝目覚めたとき、布団の中で測るのが一般的です。小数点第2位まで測定できる目盛りの細かい基礎体温計を使い、口中で測定します。基礎体温を測定し、グラフ化することで、女性ホルモンがきちんと分泌されているかどうかを自分で確認することができます。

女性の基礎体温は「低温期」と「高温期」に分かれています。女性の体は排卵したあとにプロゲステロン（黄体ホルモン）の分泌に合わせて体温が少しだけ上昇します。

基礎体温を継続して測定することで、この低温期から高温期への移行があることを確認できれば、排卵が起こったことがわかるのです。

更年期に入ると、はっきりと二相に分かれていたパターンがフラットになり、低温期と高温期の区別がつきにくくなります。排卵がないと体温が上がらず、低温期のみが続きます。出血が認められない期間が12カ月間続いたことを確認し、閉経とみなします。

閉経かどうかは女性ホルモン値と基礎体温でわかる

女性ホルモン値

更年期では卵胞刺激ホルモンが 40 ～ 160（mIU/mL）あたりまで上昇。一方、エストロゲンは徐々に減少し、最終的には 10（pg/mL）程度になります。血液検査では、これらの数値を測定します。

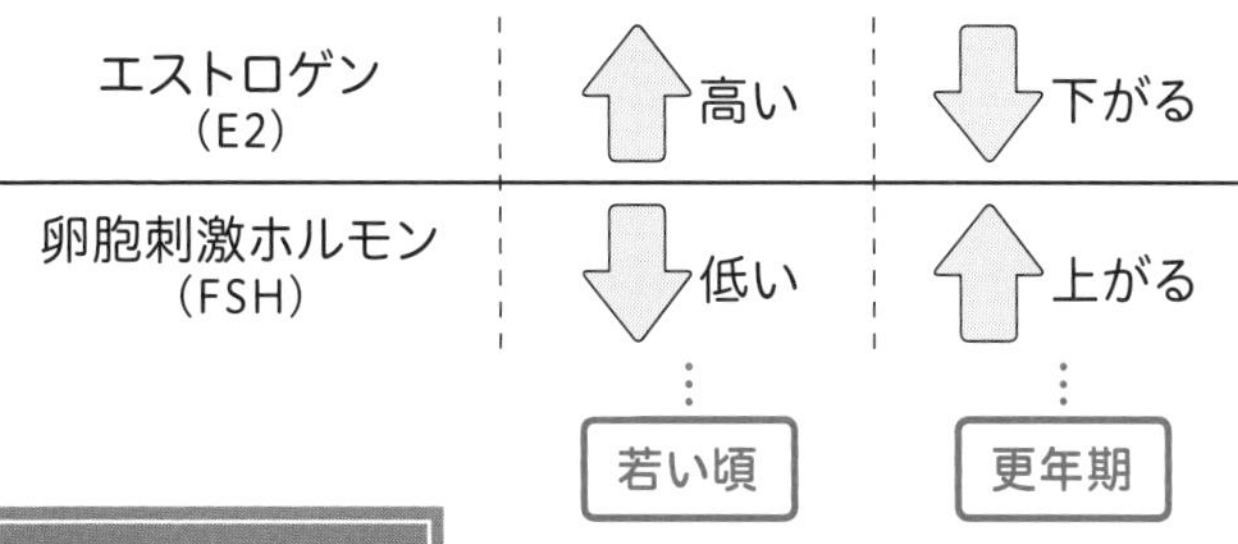

基礎体温

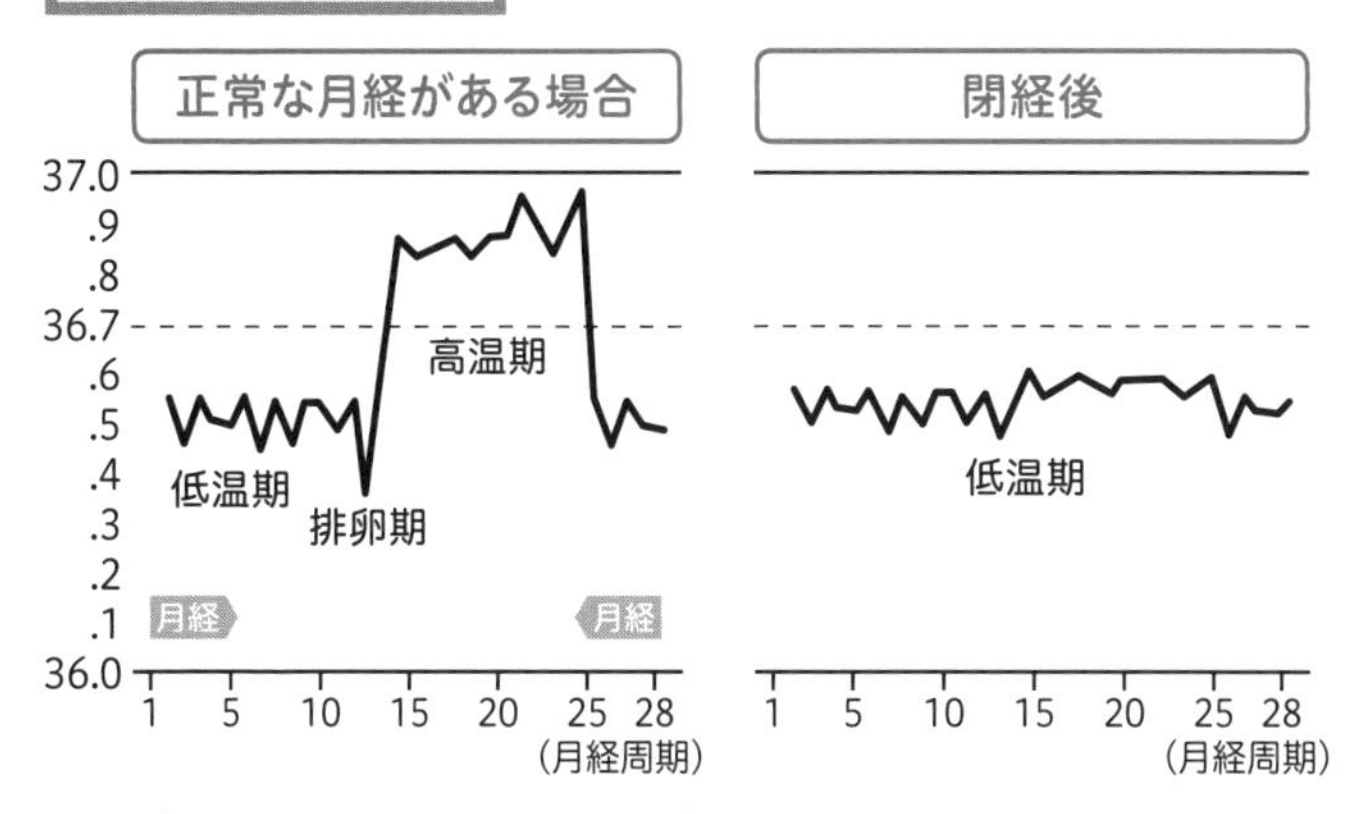

月経がある人は、排卵期には体温が一旦下がり、その後、高温期を迎えますが（左図）、閉経すると排卵がないため体温は上がらず、低温期が続きます（右図）。

「周閉経期」の女性の体

閉経が近づくと、多様な症状が一気に押し寄せる

閉経前後のおもなトラブル

ここまで述べたように、更年期とは「妊娠可能な時期」から「妊娠不可能な時期」への移行期といえます。

ちなみに昨今、閉経をはさんだ前後10年間について、国際的には更年期という言葉は使わず、「周閉経期（または閉経移行期）」と「閉経後」に区分する考え方が一般的になってきています。

周閉経期のはじまりのもっともわかりやすいサインは、月経不順です。それまで順調だった月経周期が乱れはじめたときととらえます。

卵巣機能が完全にストップする閉経の前後には、心身にさまざまな不調が現れ、その種類は200以上ともいわれています。症状には個人差がありますが、多種多様な症状が閉経を境に一気に押し寄せてきます。

閉経前後に見られるおもな症状

血管運動神経系症状
ホットフラッシュ
動悸　冷え
息切れ

運動系症状
肩こり　腰痛
ぎっくり腰　関節痛

泌尿器・生殖器系症状
月経異常　尿もれ
頻尿　外陰部掻痒症（そうよう）
骨盤臓器脱（だつ）　性交痛

精神神経系症状
頭痛　不眠　うつ状態
めまい　耳鳴り　物忘れ

皮膚・分泌系症状
皮膚・粘膜の乾燥
口の渇き　ドライアイ
湿疹

消化器系症状
食欲不振　胃もたれ　下痢
便秘　腹部膨満感　胃痛

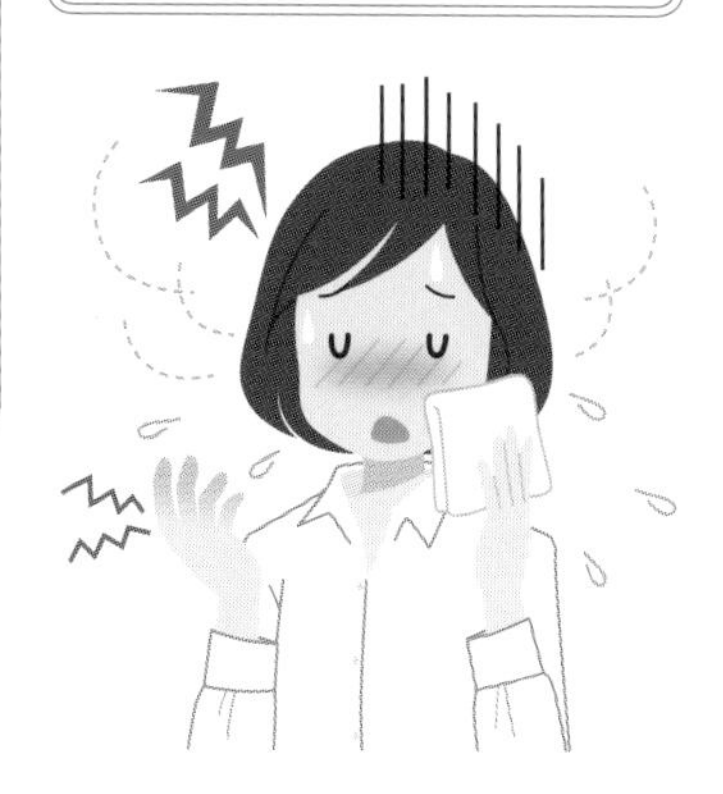

◇血管運動神経系症状

血管を収縮・拡張させて体温を調節している自律神経が乱れることによって起こる不調のことです。代表的なのがホットフラッシュです。

逆に、血管が収縮し過ぎて体が冷えやすくなるケースもあります。急に胸が苦しくなったり、鼓動が速くなったりする動悸・息切れなどの症状も見られます。

◇泌尿器・生殖器系症状

月経異常や不正出血、尿もれや頻尿などのトラブルです。

エストロゲンの分泌量がへることにより、腟の粘膜が弱くなって分泌物が減少すると、腟や外陰部に細菌が繁殖しやすくなり、炎症が起こったり、かゆみやおりものなどが出たりします。腟の乾燥からくる性交痛などの訴えもあります。また、閉経前後にエストロゲンが減少すると骨盤底筋（こつばんていきん）が弱くなり、尿もれが起こりやすくなります。

尿もれには咳やくしゃみをしたときなど、おなかに力を入れたときにもれてしまう「腹圧性尿失禁」と、急に強い尿意が起こり、トイレに着く前にもれてしまう「切迫性尿失禁」があり、閉経前後からふえてくるのが両方がある「混合型尿失禁」です。

そのほか、骨盤内の臓器が下がって腟から外に出てしまう状態の「骨盤臓器脱」などの訴えもふえてきます（↓第6章）。

不正出血とは、月経時以外に見られる出血を指し、ホルモンバランスの乱れによるものが多く、卵巣機能の低下を示しています。ただし、下腹部痛がひどい、大量の出血がある、経血の中にレバーのような塊がたくさんある、8日間以上出血が続く、排尿障害がある、腹部にしこりのようなものがあるなどの場合は、子宮頸がん・子宮体がん、子宮筋腫、子宮内膜症などの病気が隠れていることもあるので、必ず受診してください。

◇皮膚・分泌系症状

皮膚や粘膜の乾燥、湿疹や口の渇き、ドライアイなどです。

エストロゲンは、皮膚や粘膜の潤いや弾力を保つコラーゲンの産生を促します。エストロゲンの減少によりコラーゲンが産生されにくくなると、全身が乾燥しやすくなるのです。皮膚、目、膣や外陰部などが乾燥し、かゆくなったり傷つきやすくなったりします。

なお、両ほおに左右対称にできる薄茶色のシミは肝斑（かんぱん）と呼ばれ、ホルモンバランスの乱れで生じます。通常、閉経とともに薄くなったり消えたりする傾向があります。

また、エストロゲンの減少によって自律神経のバランスが崩れて唾液の分泌量もへり、喉の渇きが気になったり、ものを飲み込みにくくなったりします。まれに難病のシェーグレン症候群の可能性もあるので、症状が気になる場合は医師に相談してください。

◇**運動系症状**

肩こりや腰痛、ぎっくり腰や関節痛などです。

関節の動きをなめらかにする滑液(かつえき)には、コラーゲンが含まれています。閉経前後にコラーゲンが産生されにくくなると肩、腰、ひざなどの関節の動きが悪くなり、痛みが出ます。エストロゲンは関節や腱(けん)などを覆っている滑膜(かつまく)に作用して可動域を維持しています。閉経前後にエストロゲンが減少すると、手指のこわばりを感じるようになります。

また、エストロゲンには骨密度を維持する働きがあり、閉経前後から女性の骨密度は急激に低下していきます。骨密度が低下すると骨がもろくなり、痛みや変形を生じやすくなります。この時期、手指の痛みや変形が第一関節に起こる「へバーデン結節」や第二関節に起こる「ブシャール結節」などの病気も見られますが、エクオールのサプリメント(↓P.90)を補充すると悪化を防げるケースもあります。

◇**精神神経系症状**

頭痛、不眠、うつ状態、めまいや耳鳴り、物忘れなどです。

閉経前後からの不眠症の原因として、ほてりや異常発汗といった血管運動神経系症状が夜間に起こることや、エストロゲンの減少によりメラトニンという睡眠に関わる物質の分泌量がへることなどが考えられます。（→第2章）。

また、エストロゲンの減少に伴い自律神経のバランスが乱れると、幸福感をもたらす脳内物質の分泌が低下し、気持ちが落ち込みやすくなります（→P.60）。

エストロゲンには脳の血流をふやしたり、脳を活性化したりするアセチルコリンという神経伝達物質の合成を促す作用があります。そのため、エストロゲンが減少するこの時期は、多くの人が物忘れや記憶力の低下を感じます。

ただし、まれに認知症の初期症状である可能性もありますので、日常生活に支障が出る場合は、早めに専門医の診察を受けておくとよいでしょう。

エストロゲンが減少すると、耳の中に並んでいる炭酸カルシウムでできている耳石（じせき）が削られていきます。きちんと並んでいた耳石にゆるみが出ると、めまいが起こりやすくなります。

◇消化器系症状

食欲不振や胃もたれ、下痢や便秘、腹部膨満感、胃痛などの胃腸障害は、エストロゲンの分泌量がへり、自律神経が乱れることで生じます。ただし、加齢とともに胃腸の働きも弱まり、消化力も低下してくるため、消化器系症状が起こる原因はさまざまです。

自律神経の乱れ

脳の視床下部の混乱でさまざまなトラブルが生じる

ホルモンバランスと自律神経の密接な関わり

更年期症状は、エストロゲンの減少だけではなく自律神経の働きとも深く関わっています。自律神経とは、呼吸、体温維持、消化機能など、自分の意思とは関係なく働く、体を維持するための機能の一つです。

手を上げたり脚を伸ばしたりといったことは自由にできますが、心臓の動きを止めたり体温を下げたりといったことは自分の意思ではできません。これらをコントロールしているのが自律神経です。自律神経には交感神経と副交感神経があり、相反する働きをします。

交感神経は「闘争」や「逃走」のとき、つまり命がけの状態のとき優位になります。優位になると呼吸が荒く、血管は収縮して血圧が上がり、心拍数も高くなります。

一方、副交感神経が優位になるのは休息モードのとき。呼吸はおだやかで、血管は拡張して血流がよくなり、血圧は下がって心拍数も低く、食欲も旺盛になります。

女性ホルモンの乱れが自律神経にも影響する

	交感神経が優位	副交感神経が優位
心身	緊張	リラックス
瞳孔	拡大する	縮小する
唾液	減少する	増加する
心臓（心拍）	速くなる	遅くなる
肺（気管支）	広がる	狭まる
肝臓	グリコーゲンが分解される	グリコーゲンが合成される
胃腸	消化を抑制	消化を促進
膀胱	尿をためる	尿を出す
血管	収縮する	拡張する
血圧	高くなる	低くなる
汗腺	発汗を促進	作用なし

この自律神経をコントロールしているのが、脳の中の視床下部というところです。視床下部はホルモンの分泌もコントロールしています（↓P.30）。さらに、ウイルス感染に抵抗してくれる免疫も視床下部のコントロール下にあります。

このように**視床下部は、自律神経、ホルモン、免疫の3つの機能をコントロールしている重要な場所**です。視床下部は、これらの機能を巧みにコントロールしながらコンディションを維持し、人体のホメオスタシス（恒常性）を保っているのです。

ところが更年期になると、ホルモン分泌のコントロールがうまくいかなくなります。**卵巣の機能が低下して、視床下部からの指令に応えられなくなる**からです。

視床下部が何度も「女性ホルモンを出して」と命じても、卵巣は応えません。そのため、視床下部が混乱するだけでなく、視床下部のコントロール下にある自律神経にも影響が及びます。

これがエストロゲンの減少によって自律神経のバランスが乱れるメカニズムです。その結果、さまざまな全身症状が現れます。

自律神経は視床下部からの指令を受け、血管のまわりにある平滑筋（へいかつきん）をコントロールして血管を太くしたり細くしたりしながら体温を維持しています。暑いときには血管を太くして体温を逃がしやすくし、寒いときには血管を細くして体温が奪われないようにします。しかし自律神経が乱れると、暑くもないときに血管を太くしてしまったり、汗をかかせてしまったりします。これが「ホットフラッシュ」です。

逆に冷えという症状は、血管が細くなり、血液の流れが悪くなってしまうため、全身の体温をコントロールできなくなって起こります。

急な動悸も、やはり自律神経と関わっています。走ったりすると心臓がドキドキするのは、血液中の酸素を筋肉にたくさん届けようと、心臓の鼓動回数をふやしているからです。

更年期には自律神経の働きが乱れて、心臓の脈打つ回数が体の動作とズレが生じることで起こりやすくなります。体は静止しているのに、心臓がドドドッと脈を打ってしまい、動悸が起こるのです。

そのほか更年期に起こりがちな倦怠感、頭痛、吐き気なども、多くは自律神経の乱れに原因があります。

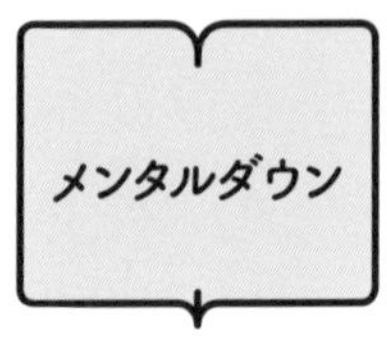

更年期うつなら婦人科へ

50歳前後ならエストロゲンの減少によるうつと考える

閉経前後の代表的な精神神経系症状が、うつ状態です。気分が沈みがち、外出がおっくう、身だしなみや清潔に気を配れない、無気力・無感動などが特徴です。

幸福感をもたらす脳内物質に「セロトニン」がありますが、セロトニンとエストロゲンはいわば連動し、エストロゲン値が高いときにはセロトニン値も高くなっています。

また、自律神経の面から見ても、エストロゲンがある状態では副交感神経が優位になり、リラックスしやすいことがわかっています。

閉経前後、エストロゲンの減少に伴いセロトニンがへりますが、もう一つの女性ホルモンであるプロゲステロンもへっていきます。プロゲステロンは抗不安作用を持ちます。

このように、閉経前後はエストロゲンもプロゲステロンもへることによって、落ち込みや不安感を覚えやすくなるのに加え、リラックス感をもたらす副交感神経が優位になりにくいことが、メンタルダウンの大きな原因といえます。

さらに、女性の50歳前後といえば、人生における曲がり角の時期に当たります。子どもの独立や親との死別、キャリアの変化や中断など、人生における何かしらの喪失体験を持つ人が多くなります。**女性ホルモンがへることによるメンタルダウンと喪失体験が合わさり、更年期のうつが発症する**と考えられます。

うつ状態と同時に肩こりやほてり、全身の倦怠感、頭痛、疲労感、イライラ感などが伴う場合、HRTなどの婦人科の治療で改善することがよくあります（→第4章）。

この場合、睡眠障害や異常発汗とも関係があり、この中のどれか一つが改善されるとほかの症状も改善しやすくなります。

一方、精神科などで扱ううつ病に見られる身体症状としては、睡眠障害、体重の減少、食欲不振、味覚障害、強い不安感、焦り、興奮、怒りなどがあります。

これらは見極めが難しいものですが、50歳前後ならまずは婦人科を受診し、半年ほど治療を受けても改善しない場合、うつ病である可能性を考慮し、精神科や心療内科などを受診することも選択肢の一つです。

かかりやすい病気

エストロゲンの減少に伴ってふえる病気の発症リスク

更年期を迎えてはじめて経験する症状に注意

女性の場合、女性ホルモンの状態によってかかりやすい病気が変わっていきます。**更年期前の女性が男性にくらべて生活習慣病にかかりにくいのは、エストロゲンに守られているからです。**

エストロゲンの恩恵にあずかれなくなる更年期以降、さまざまな病気のリスクが上がります。とくに脂質異常症や糖尿病などの生活習慣病、子宮体がん、乳がん、骨粗しょう症、泌尿器・生殖器の萎縮症状などが代表的なものです。

異常発汗やほてりなどは、更年期の代表的な症状ですが、更年期障害と判断をするためにはこの年代の女性がかかりやすい病気ではないと確認する必要があります。**甲状腺の病気やメニエール病、メンタルの病気などではないとわかってはじめて残るのが、更年期障害**という診断名です。日常生活に支障をきたすと感じる場合、治療をおすすめします。

エストロゲンの減少に伴い現れる諸症状

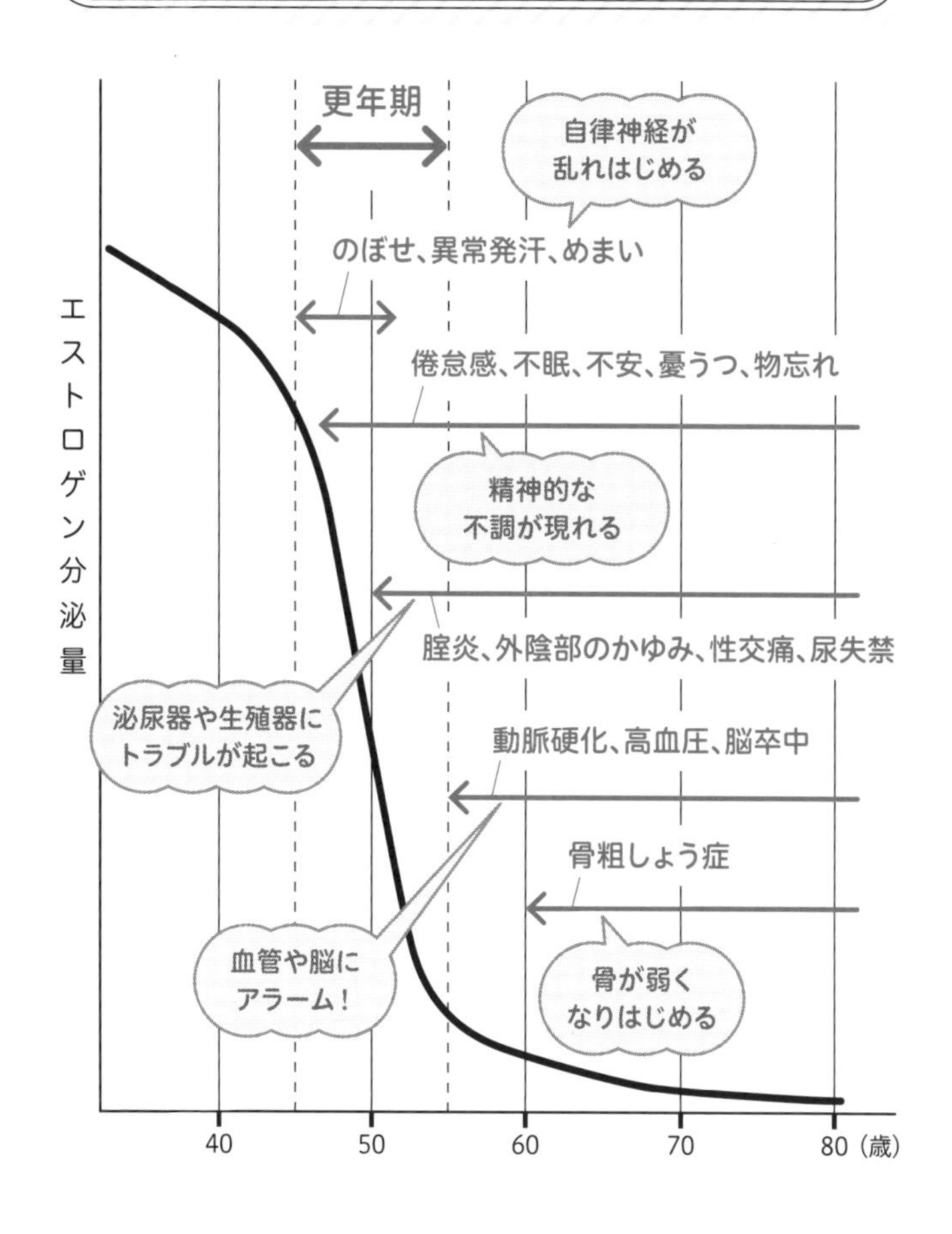

閉経を過ぎたあたりから、体調にも次々と変化が現れます。不調を感じたら、まずは婦人科に相談しましょう。

更年期症状とよく似た病気

更年期症状と似た症状に要注意！重大な病気を見逃さない

橋本病・バセドウ病・関節リウマチ・シェーグレン症候群

更年期の不調とよく似た症状を持つ病気に、甲状腺疾患があります。

甲状腺とは、のどぼとけのすぐ下にあり、蝶が羽を広げたような形をしている臓器です。甲状腺で分泌されている甲状腺ホルモンは、筋肉の維持・強化、新陳代謝の促進、体温の調節、脂質代謝を上げコレステロール値を下げる、糖代謝の促進、骨の強化など、おもに体の代謝を調整する役割を果たしています。

甲状腺機能は加齢によって低下し、ちょうど更年期に差しかかるあたりで異常をきたすようになります。おもな甲状腺の病気には、甲状腺ホルモンが不足する「橋本病」と、甲状腺ホルモンが過剰になる「バセドウ病」があります。

橋本病は男女比で1対20と圧倒的に女性に多く、中高年女性の5～10人に1人の割合でかかるといわれています。症状は、うつ状態、むくみ、物忘れ、眠気を感じやすい、皮膚の乾燥、コレステロール値が高いなど、更年期症状と共通のものがあります。

一方、バセドウ病の症状も、異常発汗、動悸、イライラ、かゆみ、口の中が渇きやすいなど、やはり更年期症状と重なります。甲状腺の病気は甲状腺専門の病院か、内分泌代謝内科で扱っています。婦人科検診で甲状腺ホルモン値の検査も受けておくとよいでしょう。

また、女性ホルモンの影響を受ける性差の大きい病気に、「膠原病（こうげんびょう）」があります。更年期以降の女性がかかることが多く、女性ホルモンと関係しているのではないかとされています。

膠原病は免疫反応が異常を示す「自己免疫疾患」に含まれ、一つの病気を指すのではなく、血管、皮膚、関節などに慢性的な炎症が起こる病気の総称です。

膠原病の代表的な例として関節リウマチ、シェーグレン症候群などがあります。関節リウマチは手指、ひじ、肩関節、ひざ関節、足関節、足指などの関節に炎症が起こってこわばり、腫れて痛くなる病気です。症状が手指だけでないのが特徴です。シェーグレン症候群は涙や唾液などの分泌が低下する病気です。ドライアイ、ドライマウスのほか、鼻や腟の粘膜も乾燥します。

とくにリウマチの場合は、関節の変形がはじまる前に早めに治療を開始することが重要です。

血栓症のリスク

「動脈硬化」に深く関与するエストロゲンの欠乏

更年期からは〝血栓〟を防ぎなさい！

心筋梗塞や大動脈解離、脳梗塞といった命に関わる怖い病気は、ある日突然発症するというイメージがあるのではないでしょうか。しかし、これらの病気は、実は私たちの体の中で長い年月をかけて着々と進行しています。

発端は「脂質異常症」という病気です。これは、中高年の男性がかかる病気と思われがちです。確かに更年期前までの女性で脂質異常症と診断される人はごくわずかです。しかし閉経後は女性の患者数がだんだんふえていき、最終的には男性の患者数を追い越していくのです。

閉経後に脂質異常症がふえる原因は、エストロゲンが減少することに関係しています。エストロゲンはコレステロールを材料としているので、閉経してエストロゲンが作られなくなると、血液中のコレステロールが余ってしまいます。その結果、脂質異常症という病気が引き起こされると考えるとわかりやすいでしょう。
コレステロールが余った血液が血管の中を流れ続けると、コレステロールの余りが板状になって血管の内側に張りついてしまいます。ちょうど歯につくプラークと同じです。血管は本来とてもしなやかで、太くなったり細くなったりと、ゴムホースのように変化できる状態です。しかし、血管内にプラークがくっつくことによって硬くなり、鉄パイプのような血管に変わってしまいます。これを「動脈硬化」と呼んでいます。

血管に動脈硬化が起こっているかどうかは、眼底の写真を撮ればわかります。

眼底の血管は私たちの体にある血管の中で唯一、外から確認することのできる血管です。この眼底の動脈に何らかの変化が見られたら、動脈硬化に気をつけるべきサインというわけです。動脈硬化になると、血管の内側には板状のプラークのほかに〝小籠包〟のようなプラークがつくこともあります。なぜ小籠包にたとえるかというと、中身が入っているからです。その中身こそが、血栓（けっせん）（血液の塊）です。小籠包の皮が破れると中の血栓が流れ出し、脳の血管に詰まった場合は脳梗塞、心臓に詰まった場合は心筋梗塞といった血栓症が起こります。
血栓は、血管の内側に動脈硬化が起こってはじめて生まれるものです。つまり、動脈硬化が起こらなければ、血栓症のリスクは高くないともいえます。

脳梗塞や心筋梗塞が起こるまでは、動脈硬化を起こした状態で10年はかかります。

さらに、動脈硬化になるまでには、血液検査でコレステロール値が高い状態になってから少なくとも3～5年かかります。したがって、人間ドックの血液検査などで異常が見つかり、脂質異常症として指摘されている段階で何かしら手を打てば、動脈硬化を回避でき、血栓も作られず、脳梗塞や心筋梗塞を防げる可能性が高いといえます。

健康診断でチェックしていただきたいのは、LDL（悪玉）コレステロール値とHDL（善玉）コレステロール値の差です。閉経前後からLDLがふえてきますが、LDLとHDLの両方の値が高く、差がそれほど大きくない場合は現状維持で大丈夫です。LDLが高くなってきてHDLが低い場合は、差が開いているので治療をはじめたほうがよいでしょう。なお、脂質異常症はすぐに内服治療がはじまるわけではなく、食生活の改善や運動指導などから開始されます。

脂質異常症からの動脈硬化、動脈硬化からの血栓症という流れは、月経がある年代にはエストロゲンが体を守ってくれていたため問題になりにくい病気でした。しかしエストロゲンを失う閉経後は、だれしもがハイリスクであるということを忘れないでください。

骨粗しょう症予防

骨量低下のサインは意外と早くやってくる

骨は顔の骨からへっていく！

エストロゲンの欠乏と深く関わる病気に、骨粗しょう症があります。

骨粗しょう症は、骨量がへったり、骨の強度が低下したりして骨折しやすくなる病気です。**閉経前後にエストロゲンの分泌が急激に低下すると、それに伴い骨の量も減少して骨密度も低下し、骨がもろくなっていく**のです。

全身の骨は、古い骨を壊す破骨細胞と新しい骨を作る骨芽細胞がバランスよく働いて、毎日新しく生まれ変わり、約3年のサイクルで形成されます（→P.71）。

破骨細胞の働きをコントロールしているのがエストロゲンです。エストロゲンが分泌されている間は骨を作り替えるリズムがキープされますが、更年期以降はエストロゲンが激減し、全身の骨量がへっていくのです。**もっとも骨密度が低下しやすいのは閉経から最初の2年で、手足の骨は閉経して15年後から目立ってへる**ようになります。女性の最大骨量とエストロゲン量のグラフはきれいに相関しています（↓P．73）。

肌や髪など外見の老化は実感しやすいですが、骨の老化は遠い先の話だと思っていませんか？　実は、もっともへりやすいのは顔の骨、とくに下顎の骨で、55歳にはすでにへりはじめてしまうことがわかっています。「ほおがたるんで老け顔になってきたな」と思ったら、肌の衰えだけでなく、その土台である骨の影響もかなり大きいということです。

骨は衝撃を加えることによって骨密度を保てます。手足の骨は日常生活で衝撃を加えることができますが、顔の骨はそうはいかないので、真っ先に顔の骨量がへっていくのです。エストロゲンが少なくなる更年期以降は、大切な骨を自分で守っていきましょう。

食事では骨の材料となるカルシウム、カルシウムの吸収を助けるビタミンD、カルシウムを骨に定着させるビタミンKを意識してとることをおすすめします。ビタミンDは直射日光に10～15分くらいあたることでも体内で産生されます。

運動をするならウォーキング、軽いジョギング、なわとび、軽いジャンプなど、骨に負荷をかけられるものを。ひざや足首の関節に負担をかけ過ぎないものを選んでください。

骨密度はあるとき急激に低下するので、毎年1回、骨密度を測りましょう。

閉経以降、骨形成サイクルも乱れる

破骨細胞

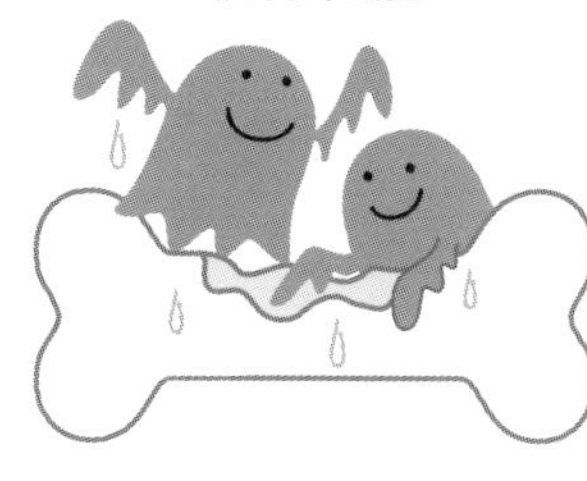

骨についた破骨細胞が酸や酵素を出して骨からカルシウムを溶かし出し、古い骨を分解する。

骨芽細胞

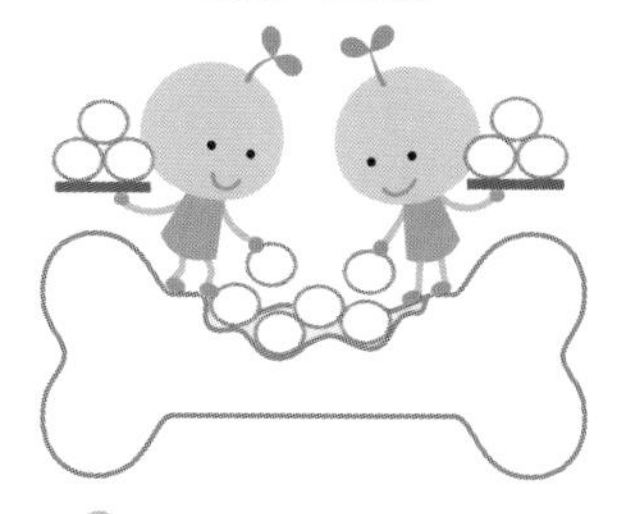

血液中のカルシウムを取り込んだ骨芽細胞がコラーゲンを作り出し、のりの役割を果たすたんぱく質を骨に塗っていく。

カルシウム

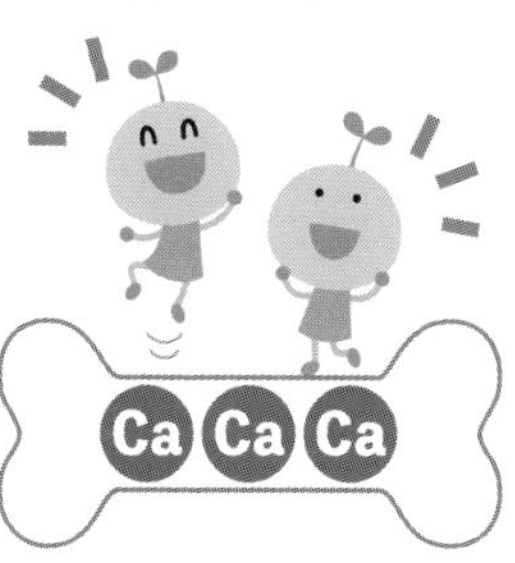

小腸で吸収されたカルシウムが、血管を通って骨に到達。骨芽細胞が塗ったのりに付着し、新しい骨が作られる。

上記のサイクルをくり返しながら、１つの骨が新しい骨に入れ替わるには３～４カ月。約３年で全身がまったく新しい骨に入れ替わりますが、閉経以降、このサイクルも乱れはじめます。

骨粗しょう症の診断でもっともおすすめなのが、DEXA（デキサ）法（腰椎や大腿骨などにX線を当てて骨をスキャンして測定する検査法）です。

DEXA法は2種類の異なるX線を照射して骨密度を測定する検査で、手のX線写真を撮影するMD法や超音波法などよりも精度が高いのが特徴です。

ただし、専用の測定機器が必要なので、実施している医療機関が限られます。

手軽に骨密度を調べたい場合は、市区町村など自治体が行う骨粗しょう症検診を利用するとよいでしょう。女性を対象にした節目検診があり、保健センターや保健所、指定医療機関などで受けることができます。

骨粗しょう症の診断は、若いころ（20～44歳）の平均骨量を基準に診断されます。**若いときの平均骨量の20％減少までは正常、20～30％の減少を骨量減少、30％以上の減少を骨粗しょう症と診断します。**

なお、すでに外傷性以外の骨折が見られる場合には、この限りではありません。

骨粗しょう症の治療はおもに整形外科で行われますが、骨は全身の代謝にも関連していて、さまざまな診療科で扱われます。50歳前後で骨量を測定してみて減少が見られたら、まずは婦人科に相談するとよいでしょう。

閉経で骨量が激減する！

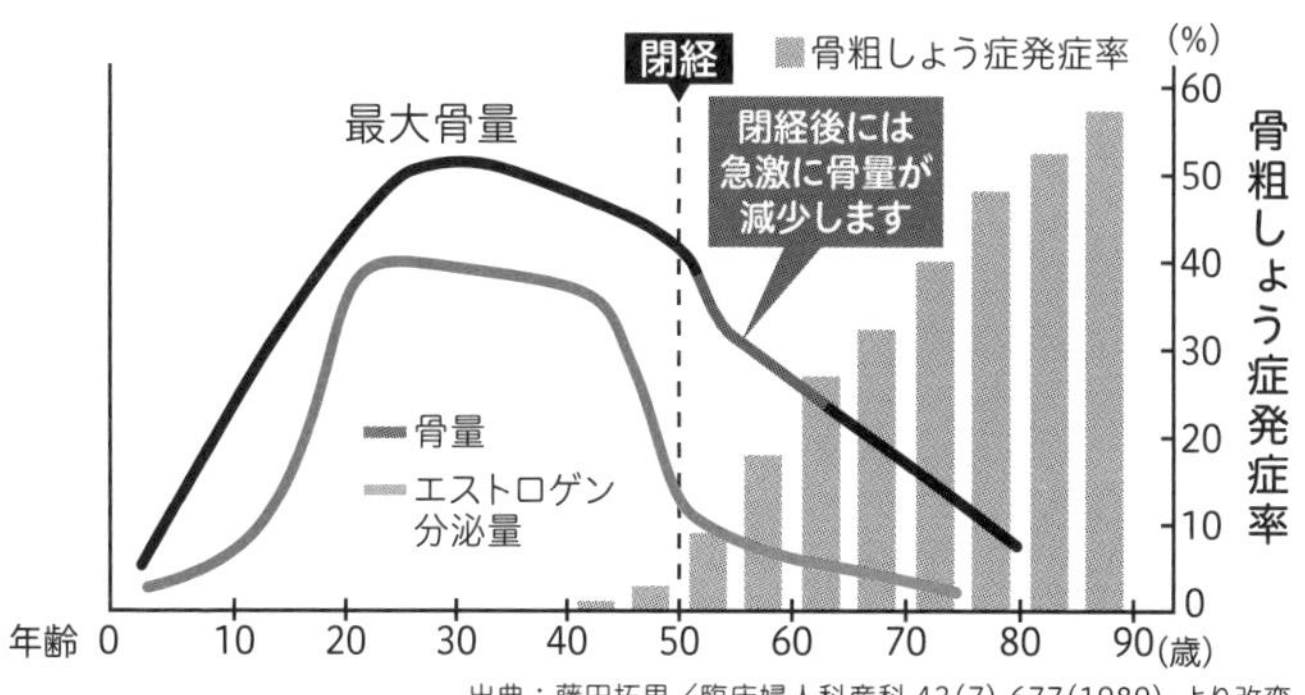

出典：藤田拓男／臨床婦人科産科 43(7),677(1989) より改変
山本逸雄／ Osteoporosis Japan 7(1),10(1999) より改変

更年期になり、エストロゲンが急激に減少すると、骨代謝のバランスも崩れていきます。骨密度は年に2%ずつへり、年齢とともに骨がもろくなり、骨折しやすくなるので注意しましょう。

あごの骨密度の変化

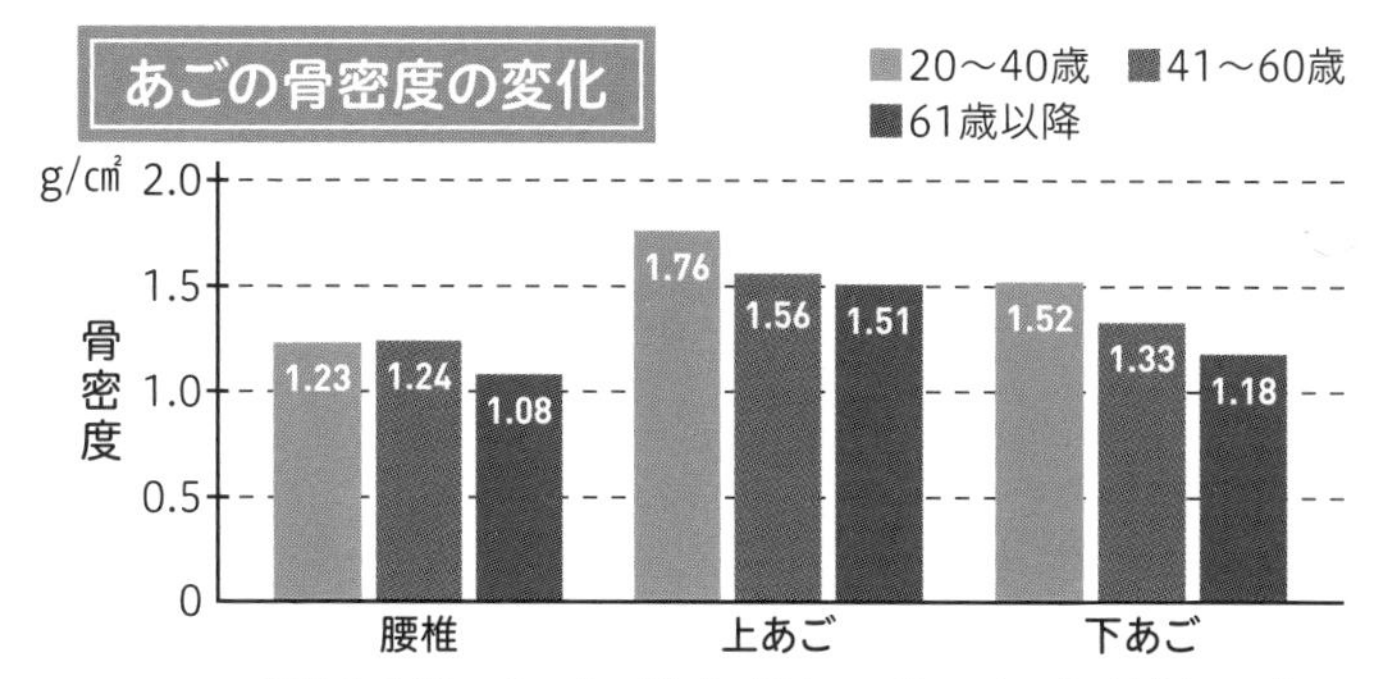

出典：Facial Bone Density：Effects of Aging and Impact on Facial Rejuvenation., Aesthetic Surgery Journal 32(8)：937-942(2012) より作成

腰椎の骨密度のへり方がゆるやかなのに対して、40歳を過ぎるとあごの骨密度が大きくへっていきます。骨は肌の基礎ともなる部分なので、その基礎が萎縮すると肌もたるんでしまいます。老け顔が加速した人は、肌よりも骨に原因があるのかもしれません。

残念ながら、老化によってへってしまった骨を元どおりにすることはできませんから、これ以上骨量をへらさないようキープすることが肝心です。

骨粗しょう症の治療は薬物療法が主体です。

アプローチとしては、①骨の吸収を抑える、②骨の形成を助ける、③骨の吸収と形成を調節する方法の3つに大別できます。①で使われるおもな治療としてはHRT（↓第4章）、カルシトニン剤（骨量の減少を抑え、背中や腰の痛みを軽減する）の服用、ビスフォスフォネート剤（骨量を増加させ、骨折を防ぐ）の服用などがあります。

②としてはビタミンK_2剤の投与、③では活性型ビタミンD_3剤やカルシウム剤などの投与が一般的です。

昨今、早期に治療を開始することで、骨粗しょう症による骨折はかなり防げるようになりました。骨量の測定は公的な検診以外にも、民間の医療機関でも検査機器があれば可能ですので、問い合わせてみるとよいでしょう。

まずは自分の現在の骨密度を把握しておき、備えましょう。

薄毛・白髪予防

エストロゲンの減少で急増する髪トラブル

ヘアサイクルの乱れで起こる〝びまん性脱毛症〟

エストロゲンの分泌量が減少すると、さまざまな頭髪のトラブルもふえてきます。白髪をはじめ、抜け毛や薄毛、髪が細くなって髪全体のボリュームがなくなる、分け目が目立つ、髪がうねるなど、外見上にも大きな影響をもたらします。

エストロゲンには毛髪の成長を促す作用があり、髪が抜けては生え、伸びては抜けるをくり返すヘアサイクルを維持しています。

ヘアサイクルが正常なら、肌や髪のターンオーバーがスムーズに行われますが、エストロゲンが減少してヘアサイクルが乱れると、抜け毛がふえたり新しい毛が生えてこなくなったりして、頭皮表面の髪がへり、薄毛を引き起こします。

更年期に多く見られるこうした薄毛を「びまん性脱毛症」といいます。

髪が細くなってコシがなくなったり、洗髪のたびに大量の毛が抜けたりする場合、びまん性脱毛症が疑われます。

こうしたトラブルを予防・改善するため、まずは生活習慣を見直しましょう。

とくに重要なのは睡眠です。就寝と起床の時刻を一定にし、一日6時間以上、理想的には7時間以上の睡眠をとるよう心がけましょう。

自律神経のバランスが整い、肌や髪のターンオーバーが調整され、ヘアサイクルが改善されていきます。

そのほか、バランスのよい食事、中でも髪の材料となるたんぱく質をたっぷりとることも大切です。赤身の肉や大豆製品を積極的にとるようにするとよいでしょう。

さらに、頭皮は皮脂の分泌がさかんですから、毎日洗髪し、きちんとシャンプー剤を洗い流し、しっかりと乾かすようにしましょう。

なお、HRTによる治療やエクオールのサプリメントの摂取により、びまん性脱毛症が改善するケースが多くあります。

更年期の
3つの戦略

セルフケアを主体に運動・医療を組み合わせる

体調管理と適切な治療との合わせワザ

更年期のさまざまな不調を解消する最大のポイントは、生活習慣を整えることです。不規則で不健康な生活習慣では、どんな治療を受けても効果はあまり期待できません。たんぱく質や食物繊維がたっぷりのバランスのよい食事を基本に、適度な運動を習慣づけましょう。

第2章では、更年期症状に有効とされる食生活について解説しています。とくに、大豆イソフラボン由来の「エクオール」という成分に注目し、効率よく摂取するコツを紹介しています。

また、良質な睡眠は、自律神経を整えるとともに成長ホルモンの分泌を促し、エストロゲンの不足に伴うさまざまな不調の改善に役立ちます。睡眠に対する満足度をアップするコツについても紹介しています。

さらに、適度な運動は健康管理には欠かせません。生活習慣病の治療として用いられるだけでなく、更年期のメンタルダウンにも効果があります。

第3章では、自律神経を整え、血流を促すとともに骨盤底筋を鍛えるヨガを10種紹介しています。

ヨガを行ったあと、約2時間は副交感神経が優位な時間が続き、リラックス効果が高まるという報告もあります。深い呼吸をくり返すことで心身ともにリフレッシュすることができるのです。5年間何らかの運動を続けることで、閉経後も骨密度を減少させずキープできるという報告もあります。

第4章では、婦人科での更年期障害治療を解説しています。

治療の2大柱は「HRT（ホルモン補充療法）」と「漢方」です。HRTで補充するのはごくわずかな量のホルモンですが、ホットフラッシュなどには、即効性が見込めます。

一方、漢方による治療は、イライラ、肩こり、疲れやすい、めまい、冷え、肩こり、不眠といった多様な症状の改善に向いています。一つの漢方薬でいくつかの症状を改善できるのも特徴です。

婦人科医療の正しい知識を得て、適切な治療を受けてください。

第5章では、閉経前後に急増する女性のがんや生活習慣病について解説しています。エストロゲンの恩恵を受けていたころにはかかりにくかった病気が、いよいよ身近な年代となってきます。こうした病気の予防にも、食事や睡眠、運動など、ふだんの生活習慣が大きく関与しています。

第6章では、とくに閉経後、急増する下半身のトラブルの対処法について解説しています。平均寿命がのび、閉経後も長い人生が待っている女性にぜひとも知っておいていただきたい閉経後の備え方を紹介しています。

健やかな後半生のため、できることからふだんの生活に取り入れていきましょう。

COLUMN 1

エストロゲンの分泌を止めない生き方を

女性の骨密度は閉経以降だけでなく、出産後にも減少します。おっぱいをあげると「赤ちゃんとコミュニケーションがとれる」「乳がんになりにくい」など、日本には〝母乳神話〟が根強く残っています。しかし、母乳をあげ続けることで長く月経が止まると、エストロゲンの分泌も止まってしまうというデメリットも。すぐに月経が戻ってきた人以外は、1年後には授乳の頻度をへらしたほうがよいでしょう。何人か出産している場合は、さらに骨密度がへっている可能性もあります。卒乳時期の目安は1歳～1歳半といいますが、骨密度のことを考えると、これを目標にするのがベストです。

10歳から50歳までのエストロゲンがあることが望ましい年代に、エストロゲンの分泌を止めないことが、将来の骨粗しょう症の予防にひじょうに大きな意味を持つのです。

第2章

更年期の不調を自分で治すセルフケア

食事と睡眠の整え方

食事のポイント

まずは3食バランスよく食べるのが基本

体調を整える注目の栄養素を積極的に

更年期はエネルギーや脂質、骨の代謝が変化する時期。摂取エネルギーが過剰になったり、栄養が不足しがちになったりして、心身のバランスをくずしやすくなります。これまでの食生活を見直し、朝食抜きや糖質たっぷりの菓子パン、寝る前の高カロリーな食事は控え、3食バランスよくとるようにしましょう。

ポイントは、糖質、たんぱく質、脂質をバランスよくとり、緑黄色野菜やきのこ類などで、不足しがちな食物繊維やビタミン・ミネラルを補う食事です。

糖質はエネルギー源となり、たんぱく質は筋肉や臓器などの材料となる重要な栄養素。また、脂質はホルモンや細胞膜などを構成するほか、体の調子を整える脂溶性ビタミン（ビタミンA・D・K・Eなど）の吸収を促す働きがあります。

次ページを参考に、不足しがちな栄養素を適切に摂取しましょう。

更年期に積極的にとりたい 注目の栄養素

▶大豆イソフラボン

大豆製品に多く含まれる成分。エストロゲンに似た作用のあるエクオールのもととなり、更年期症状をやわらげてくれる。

＜おもな食品＞
納豆、豆腐、豆乳、油揚げ、厚揚げ、きな粉

▶カルシウム

エストロゲンの急激な減少による骨密度の低下を予防するために不可欠な栄養素。イライラやストレス緩和作用も。

＜おもな食品＞
牛乳、チーズ、ヨーグルト、スキムミルク、小松菜、ししゃも

▶ビタミンC

コラーゲンの生成を助けて、肌に弾力をプラス。抗酸化力も高いので、アンチエイジングやがん予防にも役立つ。

＜おもな食品＞
パプリカ、ブロッコリー、キャベツ、キウイフルーツ、いちご

▶ビタミンA

皮膚や粘膜に作用。爪や肌だけでなく、全身の臓器を正常に維持してくれる。免疫力アップ効果も。

＜おもな食品＞
ほうれん草、にんじん、春菊、銀だら、うなぎ

▶鉄

赤血球の産生に必要。細胞が必要とする酸素や栄養素を体のすみずみまで運んでくれる。

＜おもな食品＞
牛肉、レバー、小松菜、高野豆腐

▶ビタミンD

カルシウムとリンの吸収を促し、骨を丈夫にする働きがある。免疫や認知機能を調整する作用も。

＜おもな食品＞
鮭、うなぎ、さば、きくらげ、卵

▶オメガ3脂肪酸

青魚などに含まれるDHAやEPA、えごま油など。血液をサラサラにして、中性脂肪をへらす効果も。

＜おもな食品＞
いわし、さんま、ぶり、さば、鮭

▶ビタミンK

止血作用があり、ビタミンDと一緒にとることで骨密度を上げ、骨粗しょう症を防ぐ。

＜おもな食品＞
ブロッコリー、モロヘイヤ、小松菜、納豆、チーズ、海藻類

▶ビタミンB群

新陳代謝を高め、細胞の再生を助ける。肌つやをよくし、疲れを取るなど、あらゆる面から体をサポート。

＜おもな食品＞
豚肉、まぐろ、鶏ささみ、鮭、バナナ、玄米ごはん

▶ビタミンE

細胞の老化のもととなる活性酸素を除去。血流をよくし、冷えやむくみ、肩こりなどを解消する効果もある。

＜おもな食品＞
アーモンド、くるみ、かじきまぐろ、アボカド、オリーブオイル

複数の栄養素がお互いに効果を高め合うので、全体的にバランスよく摂取することが大事。もしどこかに不調を感じたときは、何かの栄養素が足りないサインかもしれません。

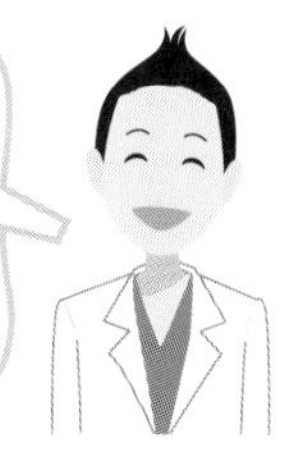

注目成分
「エクオール」

大豆製品を食べれば自力でエストロゲンに似た成分が産生できる

腸内で作れるかどうかには個人差がある

「大豆イソフラボン」は、大豆に含まれる抗酸化成分の一種で、女性ホルモンのエストロゲンに似た働きをします。近年はさらに研究が進み、大豆イソフラボンはそのままでは効果を発揮できないことがわかってきました。

大豆イソフラボンには3種類あり、その中の一つ「ダイゼイン」という成分が、エクオール産生菌という腸内細菌によって分解・代謝され、「エクオール」という成分になり、体内に吸収され、細胞のエストロゲン受容体に入り込みます。これにより、エストロゲンに近い働きをすると考えられています。つまり、大豆イソフラボンを含む大豆製品を食べると、腸内で腸内細菌がダイゼインをエクオールへと変換し、体内でエストロゲンのような作用をもたらしてくれるというわけです。ただし、腸内でエクオールに変換させるエクオール産生菌を持っているかどうかには、個人差があります（→P.88）。

大豆製品を食べると エストロゲンに似た成分が現れる

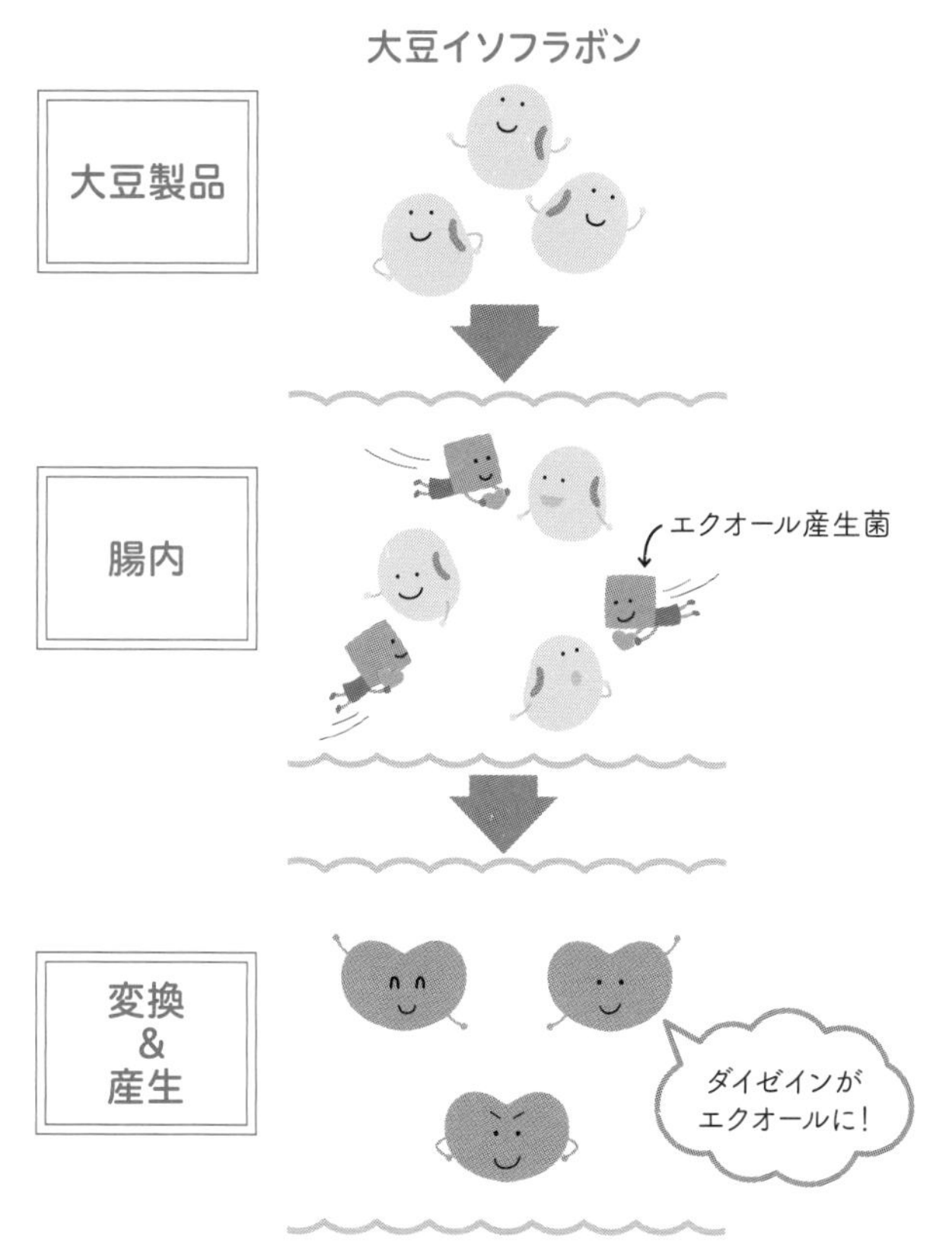

大豆製品が腸の中に取り込まれると、その中のダイゼインをエクオールに変換。産生されたエクオールが、エストロゲンに似た働きをします。ただし、エクオール産生菌を持っているかどうかには個人差があり、約半数の人はほかの食品と一緒にそのまま体内に吸収されてしまいます。

大豆イソフラボンの摂取法

1日1パックの納豆で有効成分を手軽に摂取

毎日の大豆製品を習慣づけよう

大豆イソフラボンを継続的に摂取することで、エクオールの産生が促され、更年期症状の改善に役立ちます。1日50～75mgを目安に積極的に摂取しましょう。**豆腐なら2／3丁、納豆なら1パック、豆乳ならコップ1杯程度を毎日の習慣にする**とよいでしょう。

なお、大豆イソフラボンの過剰摂取についてふれておきます。

現在、大豆イソフラボンの1日の上限量は、70～75mgとされています（参考：農林水産省・食品安全委員会「大豆イソフラボンを含む特定安全性評価の基本的な考え方」）。この場合、上限を超えたからといって直ちに健康被害に結びつくものではなく、さまざまな角度から検討された結果、毎日欠かさず長期間摂取し続けるものとして、より安全性を見込んで設定された平均目安量ととらえられています。つまり、毎日とり続けても問題ない平均量といえます。さまざまな大豆製品を無理なく食卓にとり入れましょう。

大豆製品から摂取できる大豆イソフラボン量

豆腐

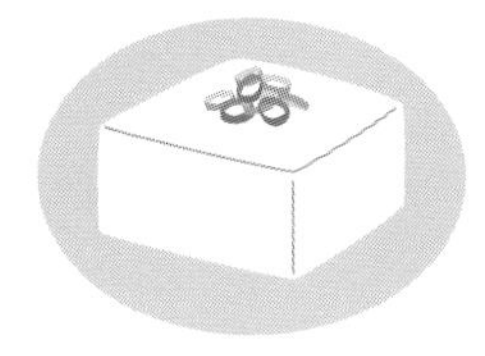

2/3丁(200g) **40.6mg**

納豆

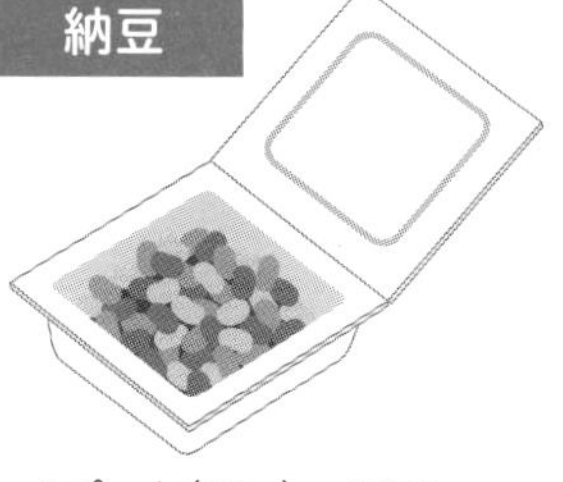

1パック(50g) **36.8mg**

豆乳

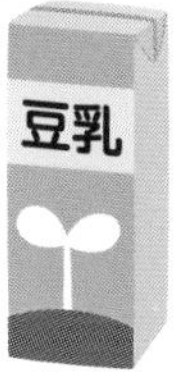

200ml **51.1mg**

油揚げ

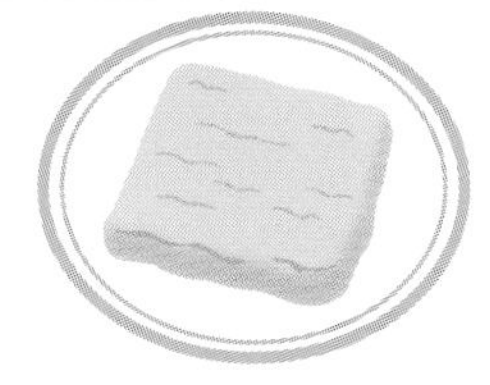

1枚(30g) **11.8mg**

きな粉

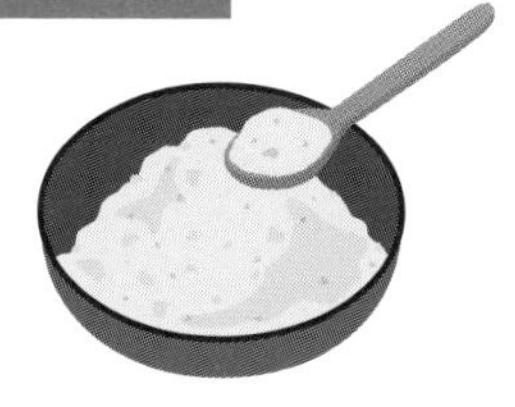

大さじ1(7.5g) **20.0mg**

1日につき50mg程度の大豆イソフラボンが目安です。1日摂取量の上限は70～75mgとされています。

出典：厚生科学研究　食品中の植物エストロゲンに関する調査研究（1998）より改変

エクオール
産生能

大豆が好きな人は更年期症状が軽い

あなたはエクオールを作れる人？ 作れない人？

毎日大豆を積極的にとっている人は、エクオールを作れる人の割合が高いという調査結果があります。日常的に大豆製品をとることが、エクオールを作ることに大きく影響しているようです。

しかし、実はエクオールを生み出す腸内細菌は、すべての人の腸の中にいるわけではありません。エクオールを腸内で産生できる人の割合は、日本人では約半数にとどまり、中高年女性では51・6％という報告もあります。

また、**エクオールを作れる人ほど更年期症状が軽い**というデータもあります。これは、24時間の食事調査を行い、尿中のエクオール量を調べ、更年期症状との関連性を調べた調査で、尿中にエクオールが多い＝エクオール産生能がある（エクオールを作れる）人のほうが、更年期症状が軽いことがわかったのです。

約半数の人は体内でエクオールを作れない!

[エクオールを作れる中高年女性の割合]

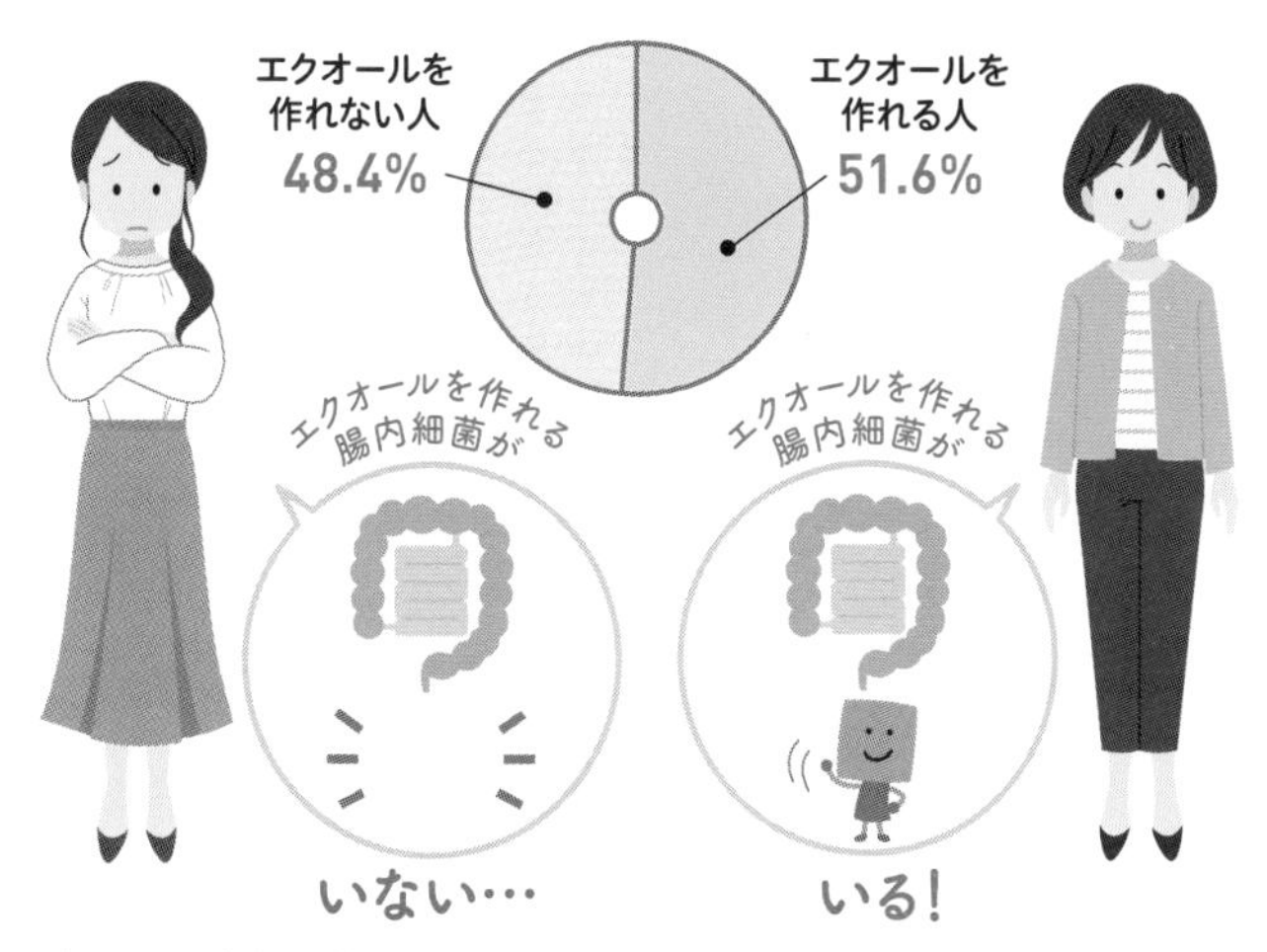

日本人の中高年女性でエクオールを作れる人の割合は、51.6%と約半数にとどまります。

出典:ソイチェックを用いたエクオール産性能と食生活に関する全国調査
J.Epidemiol.,vol24(supp.1),p118(2014)より改変

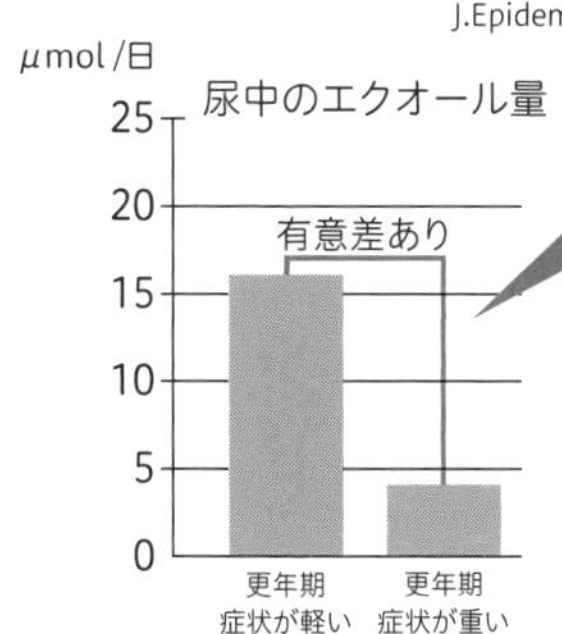

尿中にエクオールが多い人ほど
更年期症状が軽い

女性46人を対象に24時間の食事調査を行い、尿中のエクオール量を測定。同時に更年期症状についてのアンケートで症状をスコア化したところ、尿中にエクオールが多い=エクオールを産生できる人のほうが症状が軽いことがわかりました。

出典:日本更年期医学会雑誌 15:28-37(2007)より改変

自分にエクオール産生能があるかどうかは、尿検査で簡単にわかります。手軽な検査キットも市販されていますから、利用するとよいでしょう（↓P．110）。

これは、尿中に含まれるエクオールの量を5段階でチェックし、3段階以上、つまりLevel．3以上であればエクオール産生能があることを示します。

ただし、産生能がある人でも直近で大豆製品をじゅうぶん摂取していない場合、低いレベルとして測定されることがありますから、検査の数日前から積極的に大豆製品を摂取するようにするとよいでしょう。2回程度検査することで精度が高まります。

また、理想的なエクオール値のレベルはLevel．4以上です。

検査でエクオール産生能がないことがわかった人や、（エクオールを作れる人でも）大豆を食べていない日の対策として、大豆から作られたエクオールのサプリメントが市販されています。婦人科など医療機関で販売されているほか、調剤薬局や通販で購入できます。

なお、エクエル（大塚製薬）は最近、婦人科での扱いもふえてきています。

大豆製品は大豆イソフラボンを含むこと以外にも、低脂肪で良質なたんぱく源としてすぐれた食品ですから、エクオールが作れない人も毎日バランスよく摂取するのがおすすめです。

尿検査でわかる エクオール産生能

検査キットを取り寄せたら、採尿容器で尿をとり、郵送するだけ。尿中のエクオール量を測ることで、エクオールを作れるタイプか、作れないタイプかを知ることができます（→ P.110）。

エクオール値のレベルを測定！

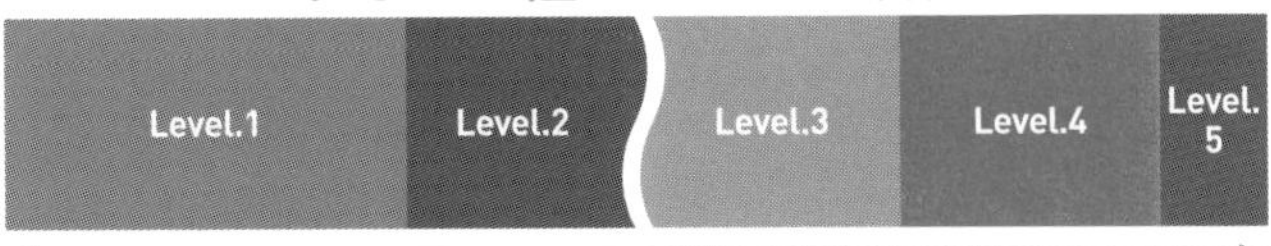

エクオールを作れていない人

エクオールを作れている人

エクオール値の理想は Level.4 以上！

エクオールを作る力は、Level.3 以上で活動しているとみなされます。ただ、理想値は Level.4 以上。大豆製品を食べ、食物繊維や発酵食品も積極的にとることで産生能が上がる可能性があります。

大豆製品

大豆イソフラボンを 1 日 50〜75mg とるのを目標に！

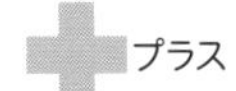

食物繊維 & 発酵食品

腸内環境を整える食物繊維をとりながら、発酵食品で腸の中の善玉菌をふやしましょう。

エクオールのおもな効果①

ホットフラッシュや肩こりにとくに効果あり

3カ月継続で不快症状が軽減

エクオールの効果は多岐にわたりますが、エストロゲンの減少による更年期症状の中でも、ホットフラッシュや首こり・肩こりを軽減する効果が臨床研究から実証されています。

1日1回以上のホットフラッシュがある、エクオールを産生しない45〜60歳の閉経後女性126人を対象に、エクオール10mgとプラセボを12週間毎日摂取してもらったところ、明らかにホットフラッシュの回数がへっていることがわかりました。

次に、首・肩のこりについて評価したところ、エクオールをとり続けた人たちの首こりや肩こりの度合いが改善していました。

そのほか、目尻のシワの改善など、美容的な効果も確認されています。

エクオールを摂取すると3カ月間で更年期症状が軽減

ホットフラッシュの頻度

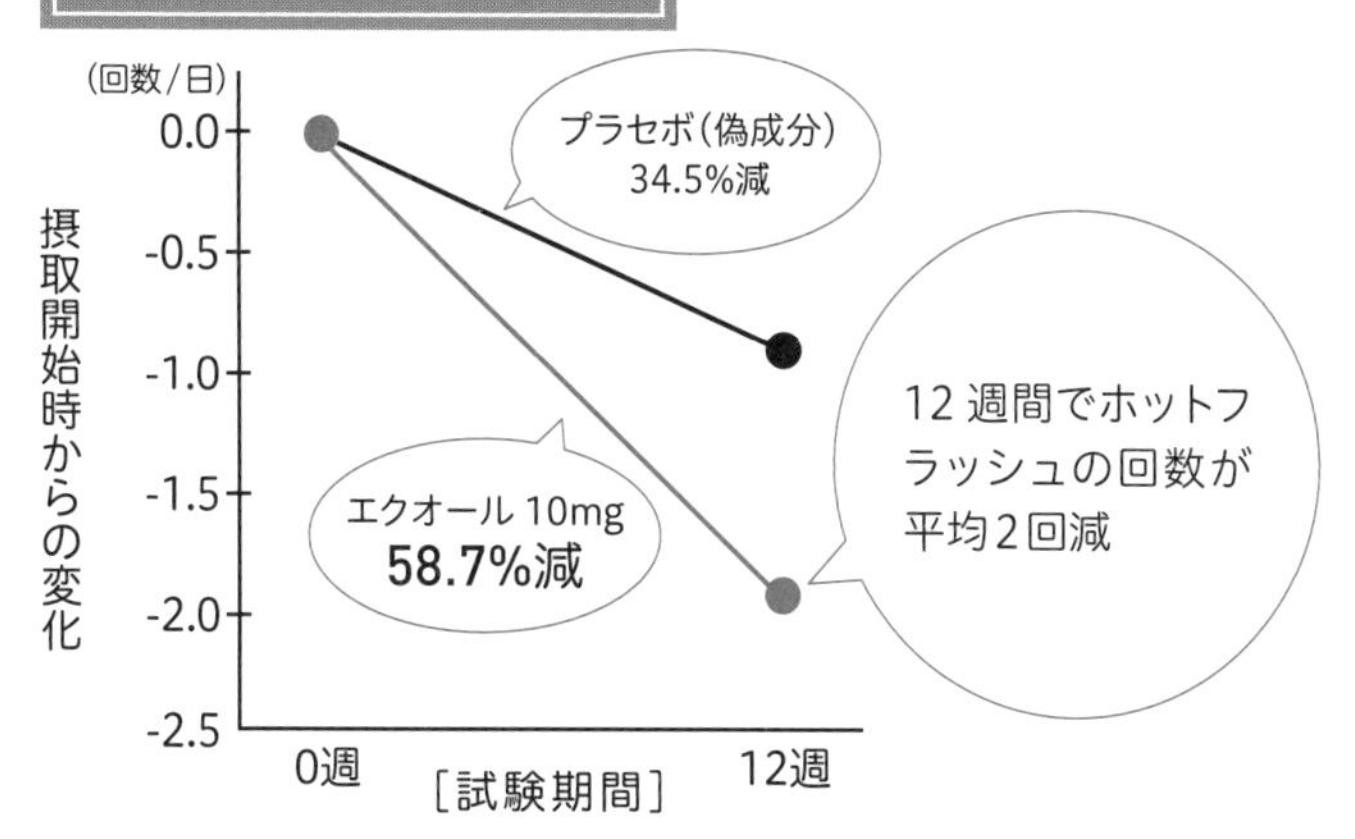

首こり・肩こりの度合い

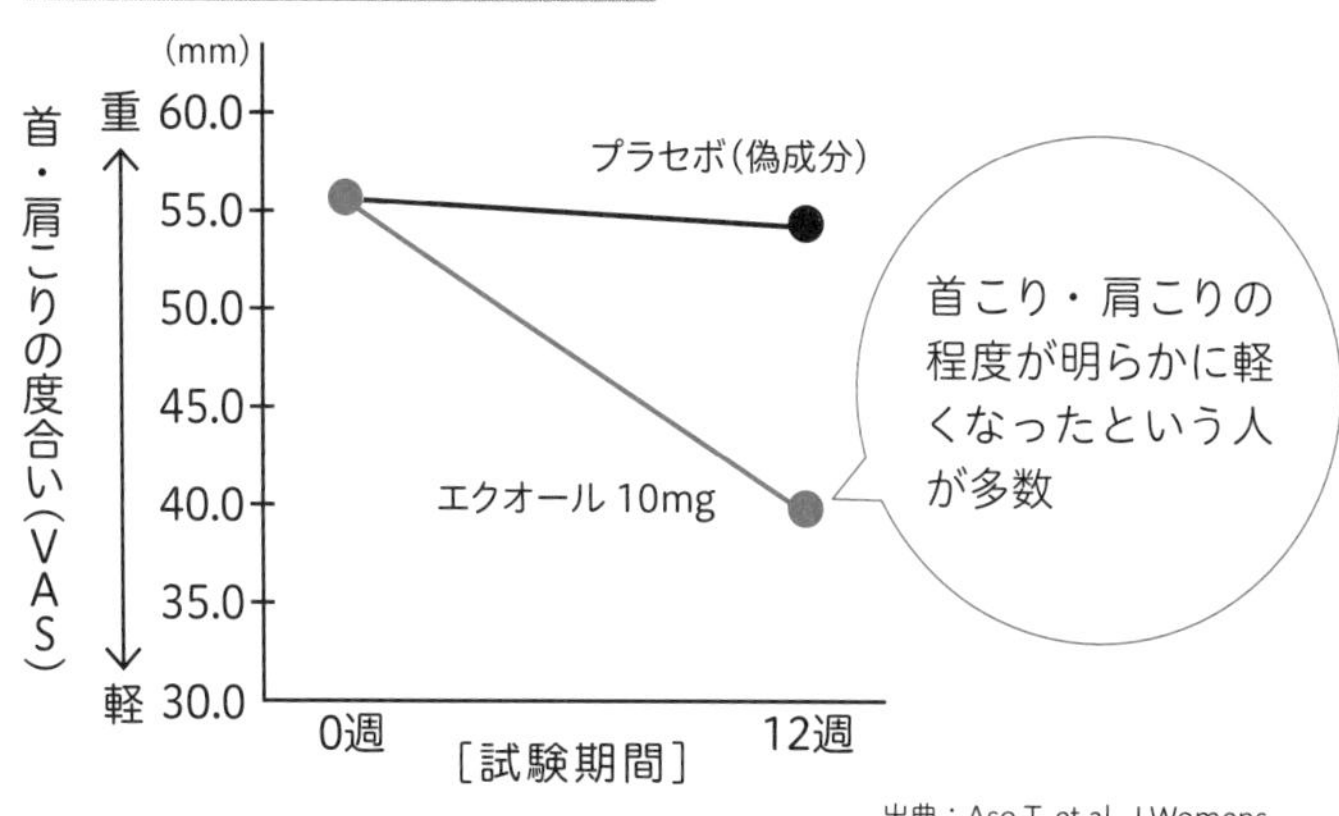

出典：Aso T, et al., J Womens Health 21, 92-100 (2012)より改変

エクオールのおもな効果②

骨量低下を防ぎ、糖代謝も改善。薄毛対策にも

生活習慣病予防にも幅広く期待

エクオールには、更年期以降、エストロゲンの減少に伴う骨密度の低下を食い止める効果があるという研究結果もあります。エクオールを産生しない46～63歳の閉経後5年未満の女性を対象とした約1年間の臨床試験では、プラセボ摂取群（21人）で見られた約2％の全身骨密度の低下が、エクオール10mg摂取群（24人）では約半分に抑えられていました。

また、エクオールには糖尿病のリスクを下げる効果も報告されています。

エストロゲンにはインスリンの作用を高め、血糖値の上昇を抑える働きがあります。更年期にエストロゲンが減少すると血糖値が上がりやすく、糖尿病のリスクが上がりますが、エクオールを産生しない閉経後の女性25名（メタボリックシンドロームの患者さん）に12週間、エクオール10mgを毎日摂取してもらったところ、糖尿病の指標であるHbA1c（ヘモグロビンエーワンシー）の値が下がり、糖代謝の改善が認められました。

継続すると骨量低下を抑え、糖代謝を改善

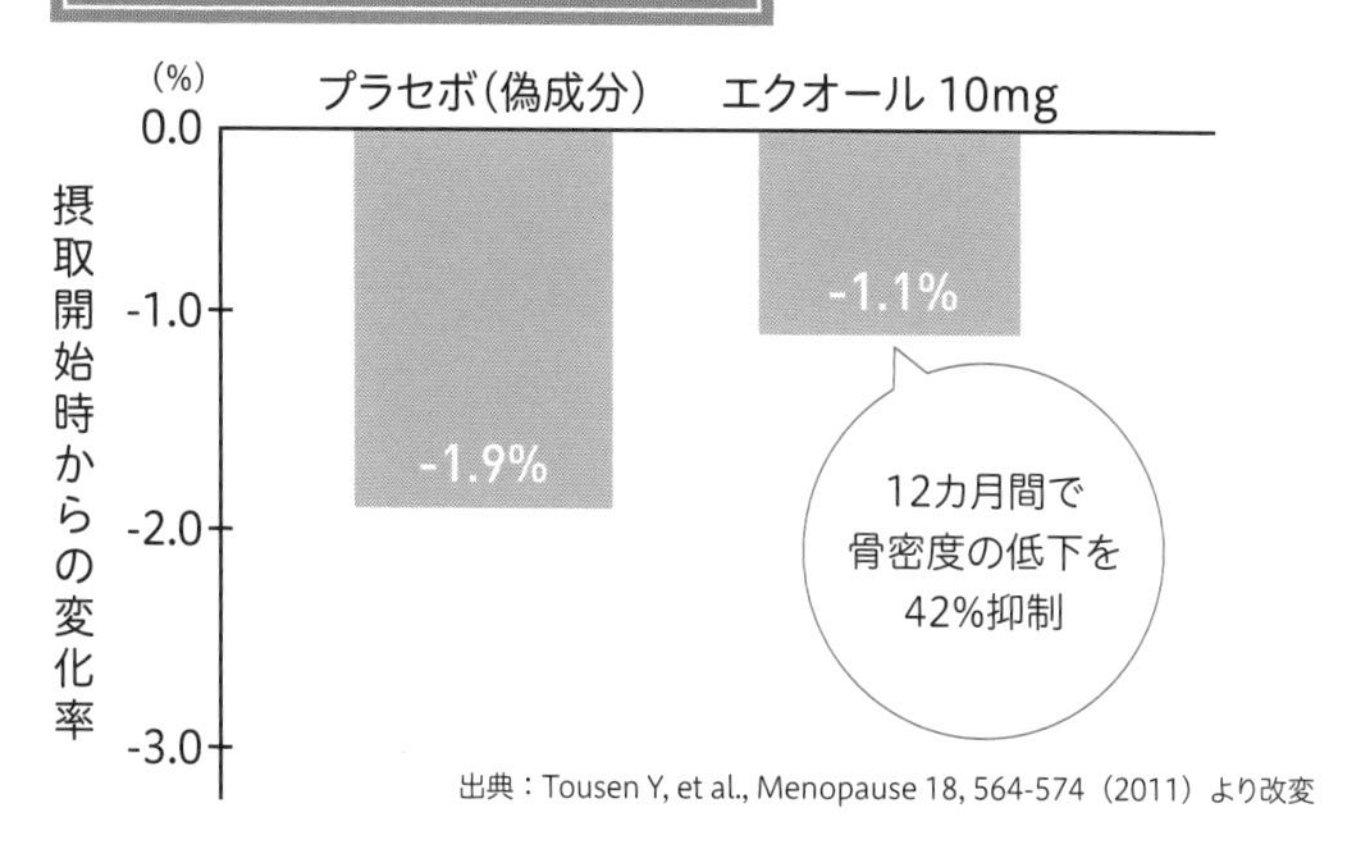

出典：Tousen Y, et al., Menopause 18, 564-574（2011）より改変

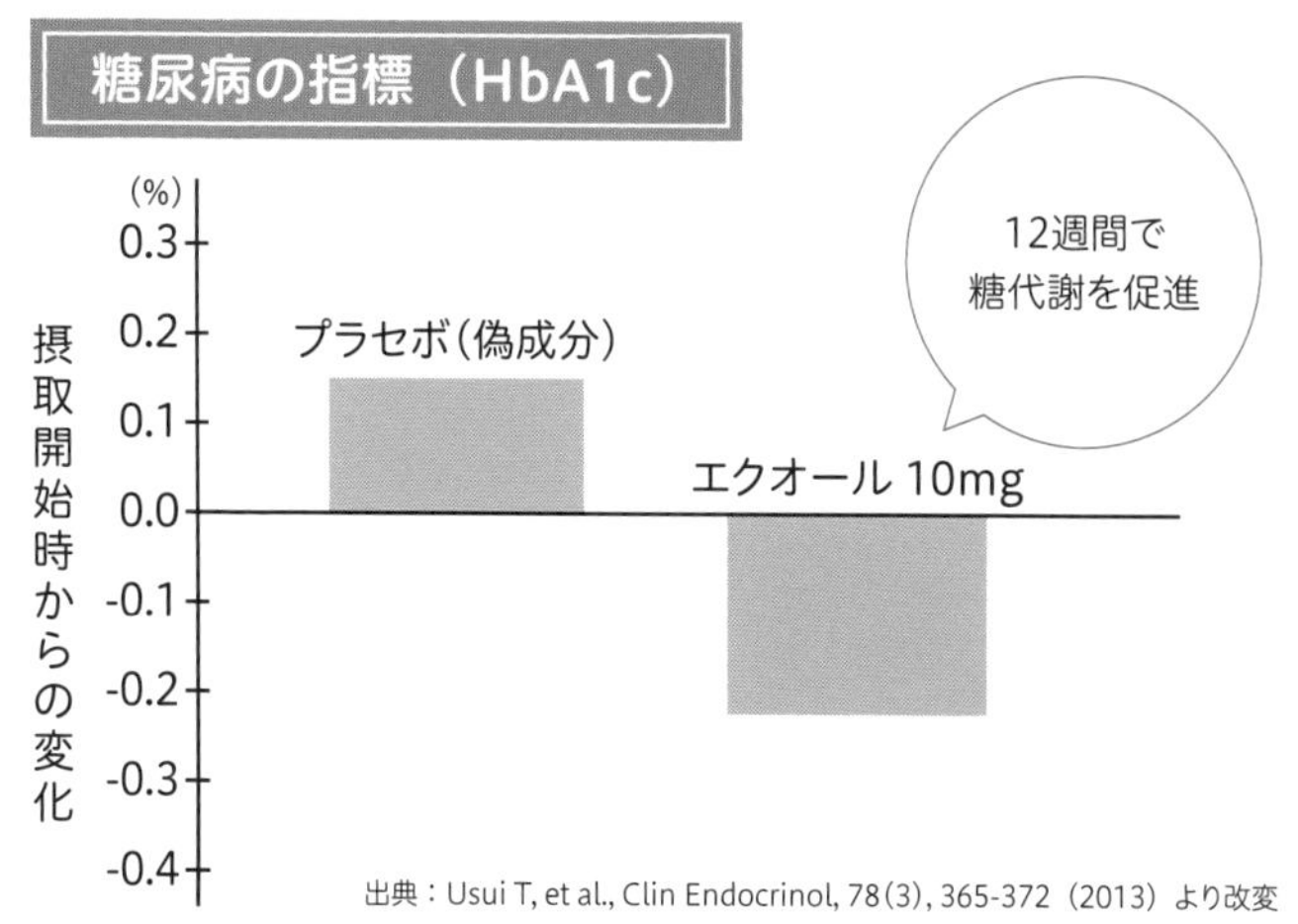

出典：Usui T, et al., Clin Endocrinol, 78(3), 365-372（2013）より改変

そのほか、更年期の薄毛はエストロゲンの減少とも関わっており、エクオール産生と薄毛との関連性を裏付けるデータがあります（↓P.97）。

45～64歳までの健康な閉経後の女性を対象に、頭頂部の一部エリアの毛髪と軟毛をカウントし、エクオール産生能別に閉経後月数と毛髪密度との関係を評価しました。

その結果、エクオールを産生しない人で、かつ閉経からの経過月数が長い人ほど、毛髪の密度が低いというデータが得られました。一方、エクオールを産生する人では髪の毛の密度に変化はなく、エクオールが薄毛の抑制に関係している可能性が期待できます。

また、エクオールは髪質の維持にも関係している可能性もあります。

エクオールを産生する人とそうでない人に、閉経前とくらべて現在の髪の状態をどう感じるか調査した結果、エクオールを産生しない人のほうが、毛髪のまとまりやつやが悪くなったとより強く感じていました。

エクオールを産生する人は、髪質の変化を自覚しにくいという結果となり、エクオールが閉経後の毛髪の老化抑制に関係している可能性が期待されます。

このようにエクオールは、更年期症状だけでなく、骨や関節の症状を改善したり、生活習慣病のリスクを下げたりする効果のある成分として注目されています。

エクオールが作れる人は、髪のハリとコシをキープ！

エクオール産生と薄毛の関係

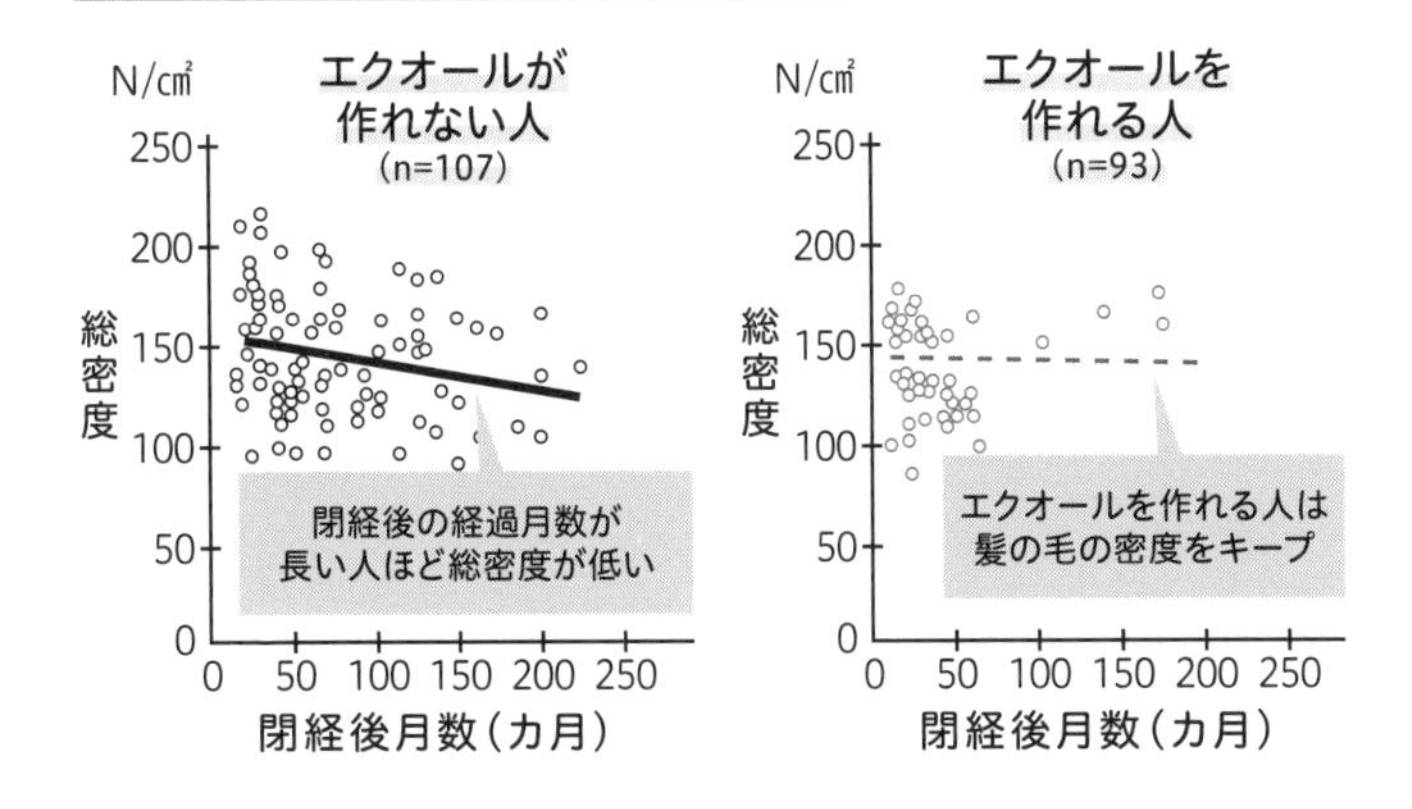

エクオールを作れる人の髪質の変化

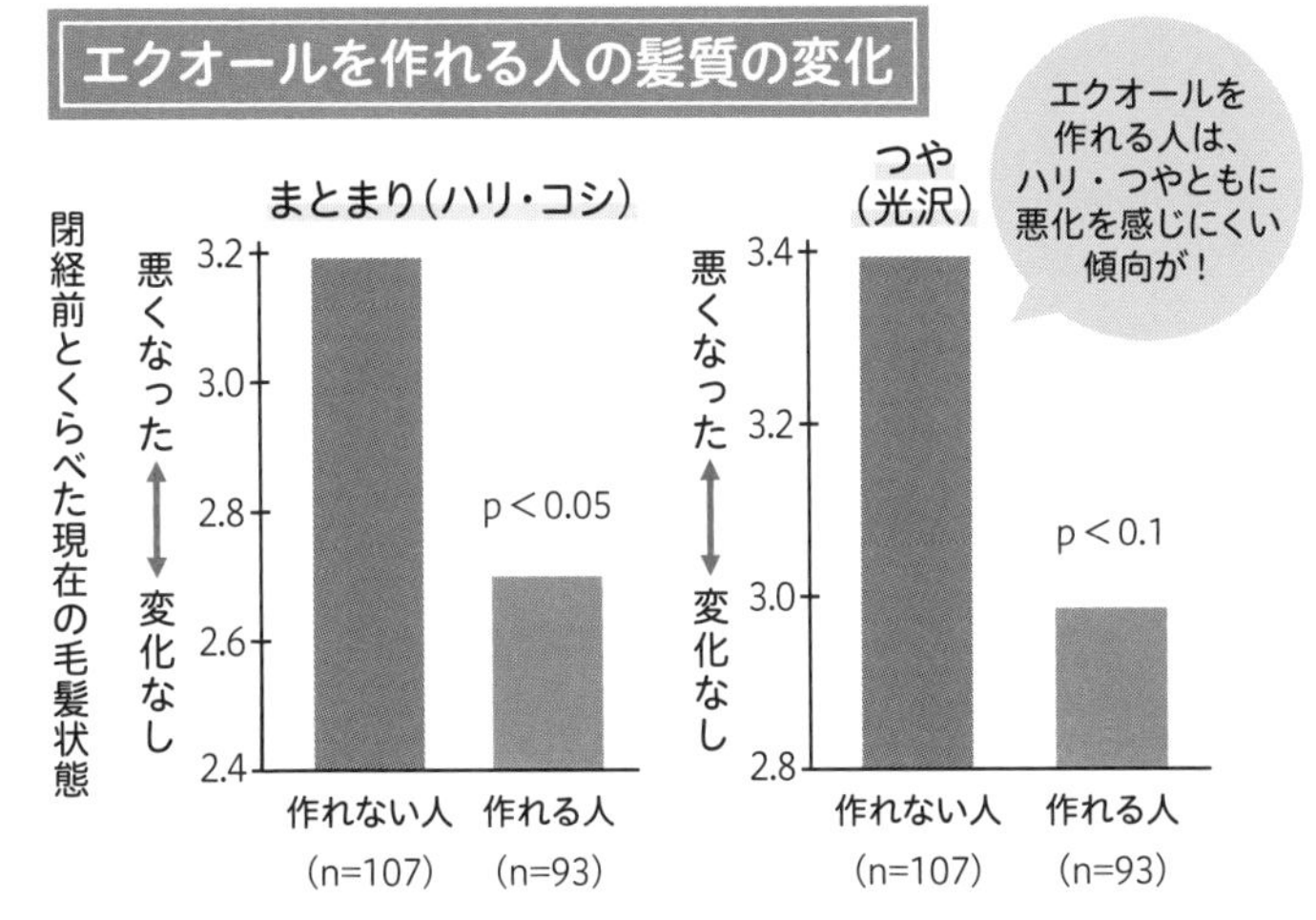

出典：宮川 ほか, 日本美容皮膚科学会雑誌, 30, 8-17,（2020）より改変

快眠のコツ

眠りを改善すれば、更年期の不調もよくなる！

寝入りの3時間を充実させる

更年期を境にふえてくる不調の一つが「不眠」です。中でもとくに多いのが、夜中に何度も目が覚める「中途覚醒」です。途中で目が覚めても、再度眠れれば問題ありませんが、その後寝付けなくなると睡眠に対する満足度が大きく低下します。

睡眠は脳波をもとに2つの時間帯に分けられます。「ノンレム睡眠」は脳を休める時間で、1～4段階に分けられ、このうち脳波の周波数の低い部分が中心のもっとも深い睡眠を徐波睡眠といいます。一方、体を休める時間が「レム睡眠」です。眠りが浅く、眼球が動き、夢を見るのもレム睡眠の時間帯です。

十分な徐波睡眠を得られないと、中途覚醒や熟眠障害を招くため、この寝入りの3時間を充実したものにすることで、これらのトラブルを解消することができます。

睡眠の状態を見直し、改善することで更年期のさまざまな不調が軽快していきます。

更年期以降に急増する 4つの睡眠トラブル

入眠障害型

寝ようとして布団に横になっても、なかなか寝付けないタイプ。寝付くまでに30分～1時間以上かかる場合も。

中途覚醒型

睡眠中に何度も目が覚め、その後寝付けず苦痛を伴う。更年期にもっとも多く見られるタイプ。

早朝覚醒型

望む時刻より、2時間以上早く目覚め、その後眠れなくなる状態。日中に強い眠気を感じる。

熟眠障害型

十分な睡眠時間をとっているはずなのに、疲れが取れないタイプ。睡眠時無呼吸症候群などの病気と深い関係が。

睡眠のリズム

入眠した直後の約90分間のノンレム睡眠時に、成長ホルモンの分泌量がピークになります。

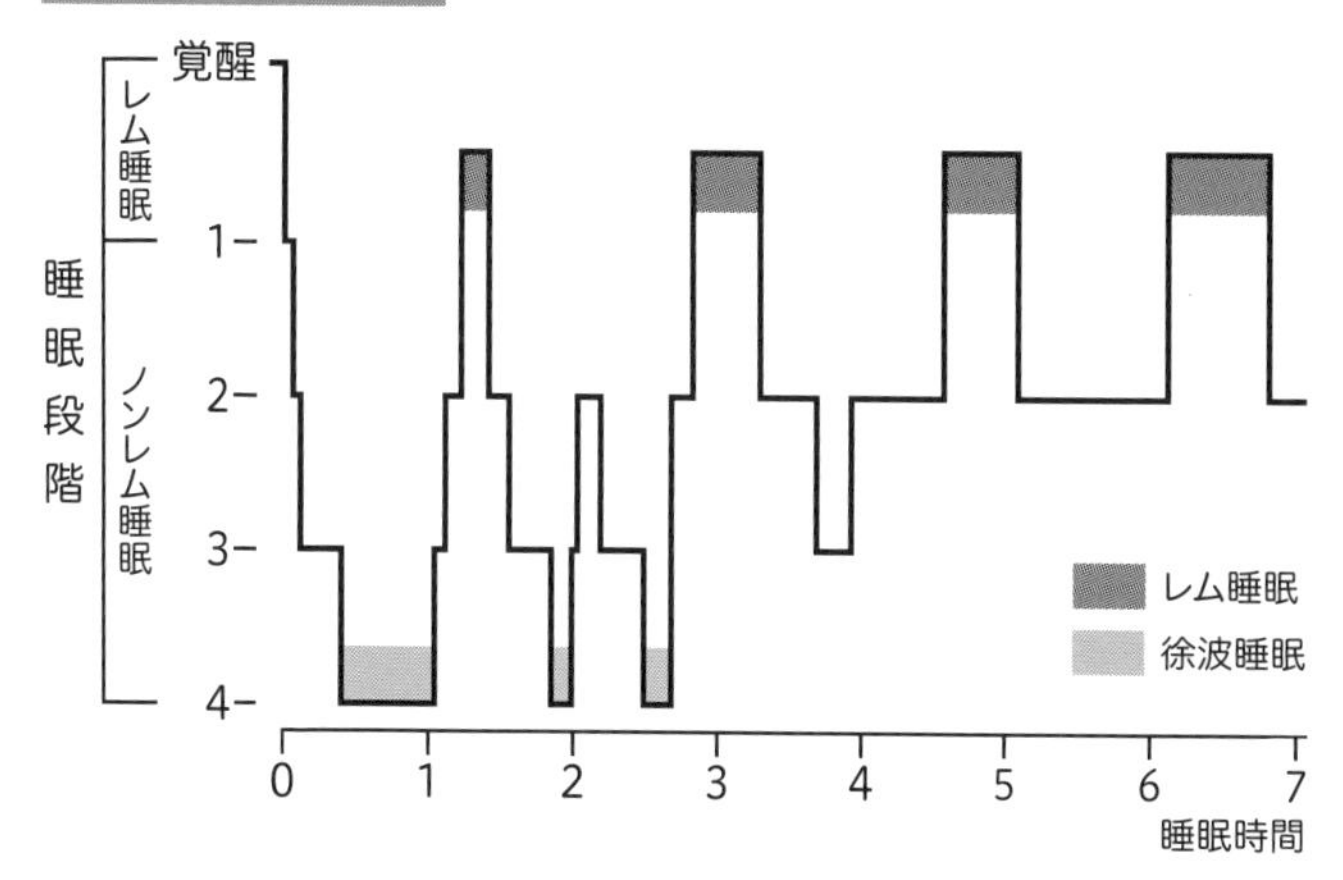

出典：Dement W & Kleitman N（1957）より改変

成長ホルモン

睡眠を整えて成長ホルモンの分泌を促す

若さをキープしてストレスに強くなる

睡眠中に分泌されるホルモンの一つに「成長ホルモン」があります。成長ホルモンは、全身に働きかけて成長を促したり、傷ついた組織を修復したりする作用があり、若さをキープする重要なものです。睡眠時に分泌される成長ホルモンのうち約7割は、ノンレム睡眠の中でも、とくに眠りについて3時間以内に来る4段階の深い睡眠時に分泌されます。成長ホルモンを分泌させ、スッキリと目覚めるためには、最初の3時間にいかに深く眠れるかにかかっています。

逆に、ノンレム睡眠の時間にへっていくホルモンが「コルチゾール」です。コルチゾールは別名「ストレスホルモン」と呼ばれ、値が高いと攻撃性が増します。寝る前に怒っていたことが翌朝どうでもよく感じられたというのは、眠っている最中にコルチゾール値が下がったため。しっかり眠ることでストレスマネジメントもできるのです。

成長ホルモンの分泌は最初のノンレム睡眠がカギ

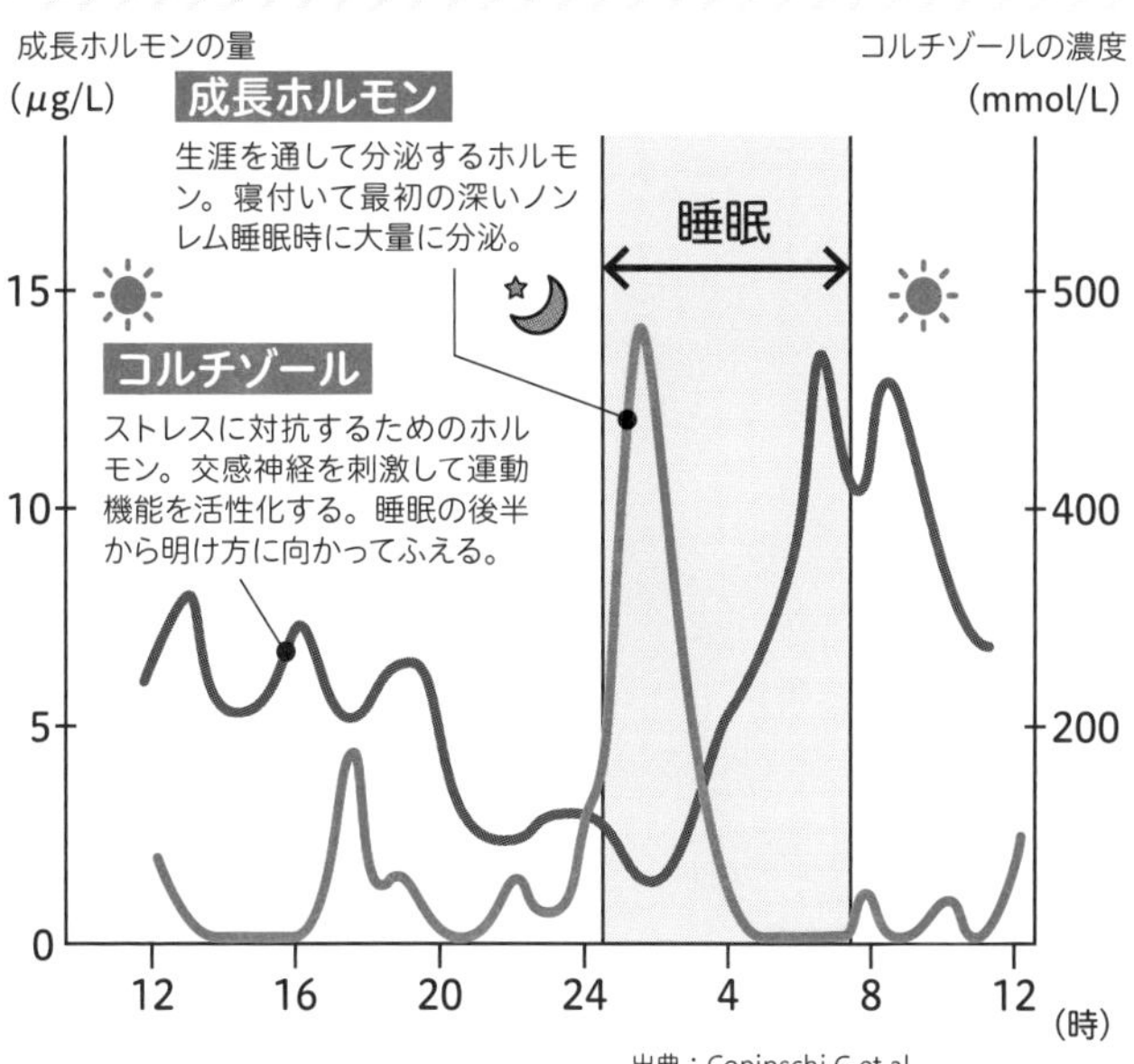

出典：Copinschi G,et al.,
Endocrine rhythms,the sleep-wake cycle,
and biological clocks.
Endocrinology : Adult and Pediatric,
Chapter 9,147-173（2010）より改変

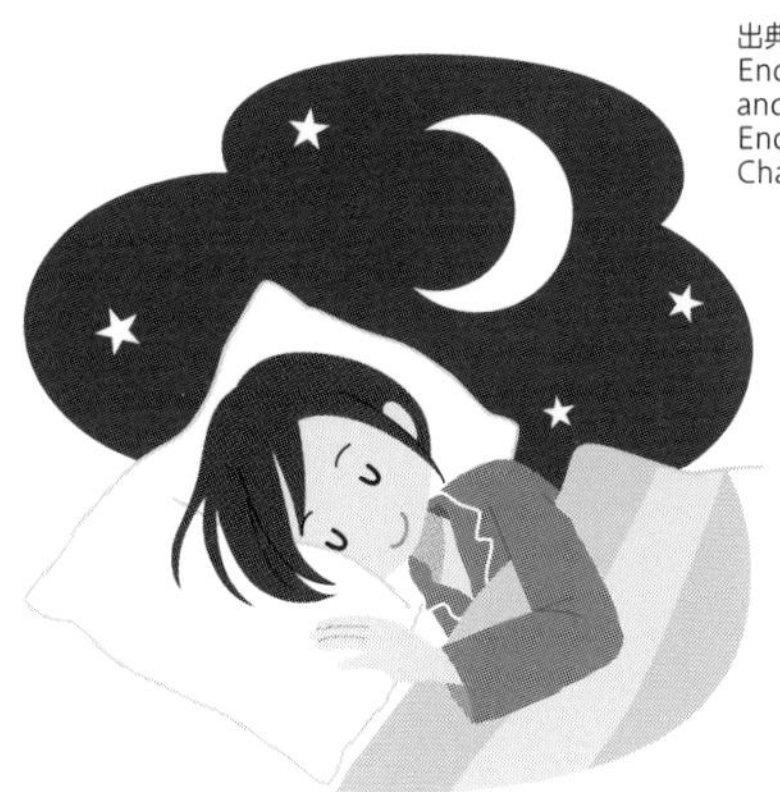

成長ホルモンをスムーズに分泌させるには、入眠すぐのノンレム睡眠の質をいかによくするかがポイント。成長ホルモンは、体調に大きく作用する重要なホルモン。眠りの質が悪い人や寝付きが悪い人は、更年期症状も出やすくなります。

睡眠と
病気の関係

睡眠不足で病気になりやすくなるこれだけの理由

7時間以上の睡眠で病気が逃げていく!

睡眠不足は、心身の健康に悪影響を与えます。メンタル面でのダメージでは、睡眠不足が続くとうつ症状の発症リスクが2倍になるとのデータがあります。

睡眠不足は免疫力を低下させ、さまざまな病気を引き起こします。糖尿病や高血圧といった生活習慣病の発症とも深く関わっています。さらに、望ましいリズムの生活を過ごせないと乳がんの発症率を上げるとの研究報告もあります。

また、睡眠不足と認知症の関係も指摘されています。睡眠不足から糖尿病や高血圧を発症し、動脈硬化が進んで脳の血管が詰まると、脳血管性認知症につながります。またアルツハイマー型認知症の原因となるアミロイドβという物質の脳への蓄積も進みます。

ベストな睡眠時間には諸説ありますが、もっとも長生きかつ糖尿病のリスクが低いのは、約7時間の睡眠。まずは7時間プラスαの睡眠を確保するよう心がけましょう。

脳にたまった"ゴミ"は睡眠で洗い流す

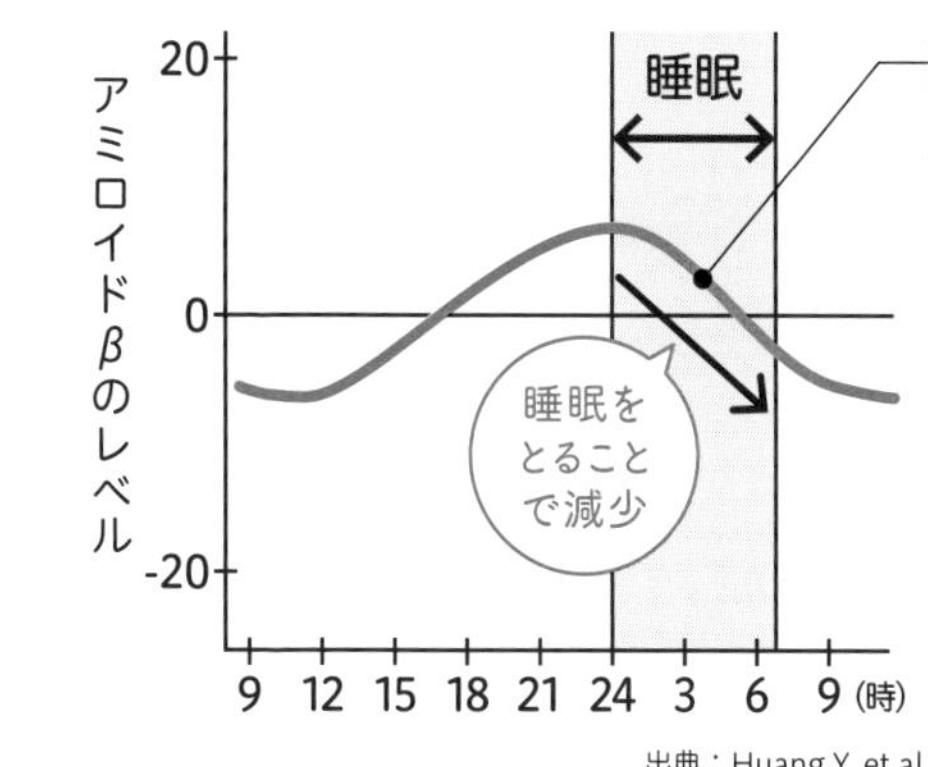

アミロイドβ

脳内で作られるたんぱく質の一種。健康な人なら、睡眠をとることで脳内のゴミとして排出されます。脳内に残ったアミロイドβどうしがくっついて変質すると、排出されずに脳に蓄積。神経細胞が死滅し、徐々に脳が萎縮することでアルツハイマー型認知症を引き起こすといわれています。

出典：Huang Y, et al., Arch Neurol（2012）より改変

理想の睡眠時間は約7時間

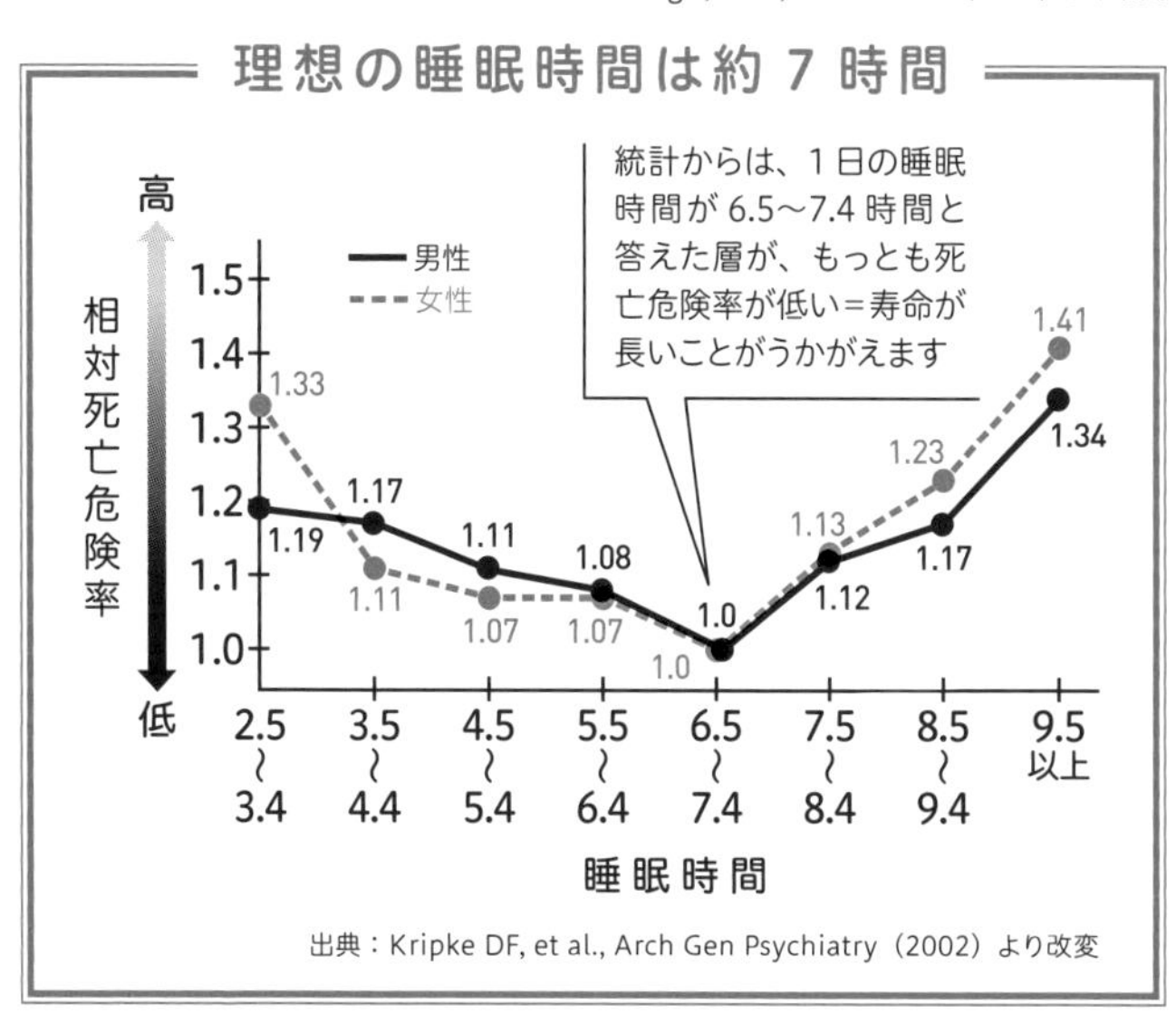

出典：Kripke DF, et al., Arch Gen Psychiatry（2002）より改変

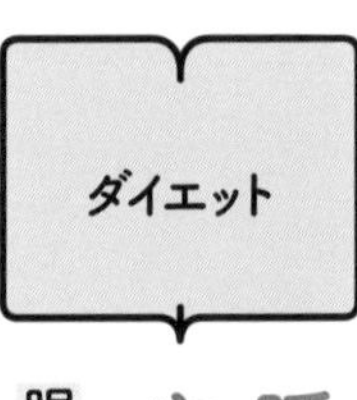

睡眠力を高めて肥満を撃退！やせやすい体質になる

眠らない女子は太る！

睡眠不足はダイエットの大敵です。睡眠不足の人ほどウエストが太いというデータもあるほどです。

その原因は、「レプチン」と「グレリン」という2つのホルモンにあります。レプチンは脂肪細胞から作られ、食欲を抑える働きをします。睡眠時間が短くなると血中のレプチンの濃度が低くなり、食欲を増進させます。データでは、**8時間以上の睡眠でレプチンの濃度が上がり、食欲を抑制する効果が確認**できました。

一方、グレリンとは胃の粘膜から作られる食欲を増進させるホルモンで、睡眠時間が短くなると血中濃度が高くなり、食欲を増進させます。データでは、**睡眠時間が7時間を切るとグレリンの濃度が上がり、食欲を増進させることが確認**できました。

睡眠時間を確保し、睡眠不足を改善することで、太りにくくやせやすい体質が手に入ります。

良質な睡眠で太りにくくやせやすい体質に

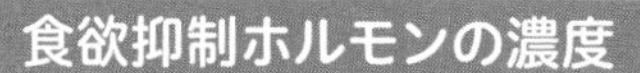

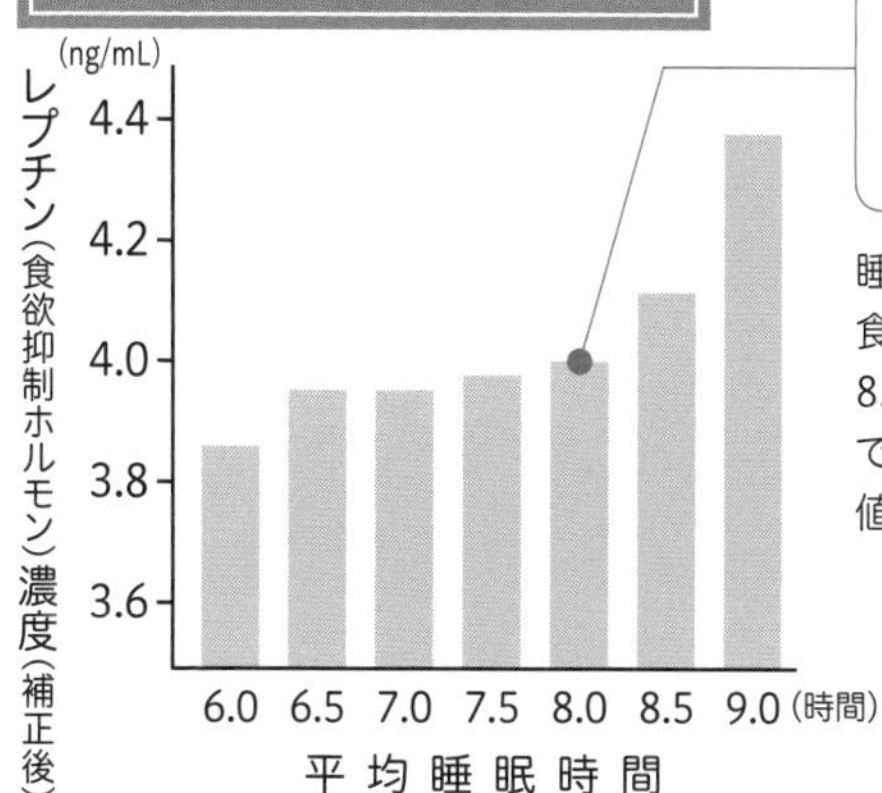

8時間以上の睡眠で食欲を抑制

睡眠時間が長くなるほど食欲は抑制され、8～8.5時間を超えたあたりで、食欲抑制ホルモンの値は一気に高くなる。

食欲増進ホルモンの濃度

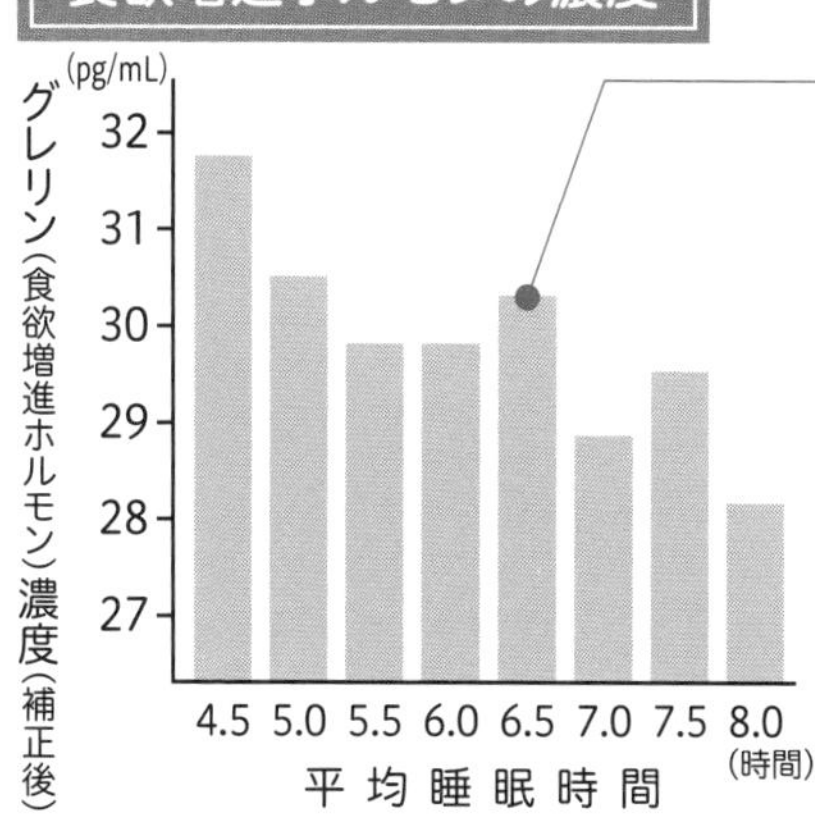

睡眠が7時間を切ると食欲がアップ

睡眠時間が7時間を切ったところから、食欲が増進する。

生活時間も加味すると、食欲については睡眠時間が7～8時間程度がもっとも好バランス。

出典：Taheri S, et al.Short Sleep Duration Is Associated with Reduced Leptin, Elevated Ghrelin, and Increased Body Mass Index. Plos Med,1(3)(2004)より改変

光の
コントロール

夜に向けてメラトニンを産生し、眠りの質を上げていく

スムーズな入眠のための準備

私たちの睡眠は、想像以上に光の影響を受けています。朝、太陽の光を浴びてから約14〜16時間後に体内で「メラトニン」という睡眠を促すホルモンが分泌されます。たとえば、朝の7時に太陽を浴びたら夜の11時ごろに眠たくなるという性質を持っています。入眠時によく眠れるようにするためには、日中にしっかり太陽の光を浴びてメラトニンの産生を誘導することが大切です。

夕方以降は500ルクス程度のオレンジ色のライトをメインにし、明るい光を浴びないこと。とくにパソコンやスマホなどの画面から発せられるブルーライトは、太陽光に似た白い光なので夜に浴びると脳は昼間だと認識してしまいます。

中途覚醒してトイレに行くときも、極力明かりをつけず、目に光を入れないようにすると再び眠りやすくなります。くれぐれもスマホで時刻を確認したりしないようにしましょう。

夕方以降は照明をオレンジ色にするのが快眠のコツ

時間帯		照明色
朝	**太陽の光を浴びて体内時計をリセット** 朝起きたらカーテンを開けて、全身に太陽の光を浴びるとスッキリと目覚められます。 目覚まし用の光時計を使っても OK！ 寝室に光が射さない場合、光を発して起床を促す光時計を利用しても。	白
午前	**メラトニンの準備** 朝日を浴びたことで、その約 14 ～ 16 時間後にメラトニンが分泌されるよう、体は準備態勢に入ります。	白
夕方	**体内時計の調整** 部屋の明かりをオレンジ色のライトにチェンジ。体に夜になったことを知らせます。	オレンジ
夜	**メラトニンが分泌** 朝日を浴びたことで、その約 14 ～ 16 時間後である夜にはメラトニンが分泌。眠りへと自然に誘導されます。	オレンジ
深夜	**就寝** 布団に入ったら、部屋の明かりを消します。睡眠を妨げる刺激を遠ざけることで、睡眠の質がアップします。	消す

生活のコツ

良質な睡眠のためのセルフケア

いますぐできる！ 睡眠力アップの7つのコツ

日常生活のちょっとしたことに気を配るだけで、睡眠の質を変えられます。

ランチのあとに眠たくなったら、「パワーナップ（パワーをくれる昼寝）」と呼ばれる30分以内の仮眠をとりましょう。コツは深く眠らないこと。昼寝前に温かいコーヒーを飲み、うつぶせか60度程度の角度の背もたれに寄りかかり、完全に横にならないことがポイントです。スッキリ目覚められ、午後からの作業効率がアップします。

眠りをよくする食事や入浴、運動を実践するほか、睡眠の状態を記録するアプリなどを活用して睡眠記録をつけることも有用です。

おすすめは、起床時刻をセットして体の横にスマホを置いておくだけで、就寝から起床までの睡眠を追跡し、眠りの浅くなった最適なタイミングで心地よい音楽を鳴らして起こしてくれるアプリ。無料版も多数出回っていますので、利用してみるとよいでしょう。

睡眠力アップの7つのコツ

1 "パワーナップ"で充電

日中眠くなってしまったら、がまんするより昼寝をしたほうがパフォーマンスが上がります。ただし、寝過ぎると寝ぼけるので、デスクで30分以内。15時以降は避けましょう。

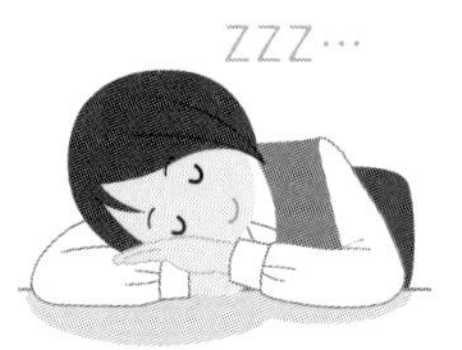

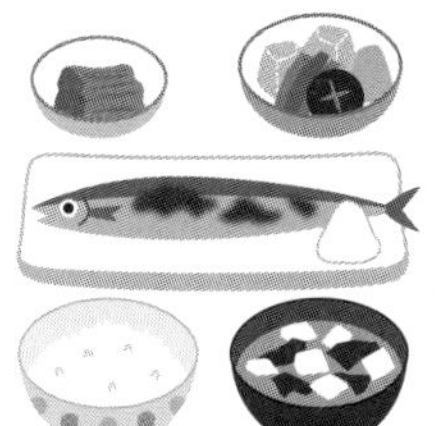

2 夕食は寝る4時間前までにとる

食べ物が消化されるまで4時間かかりますが、おなかに食べ物が残っていると消化によくありません。また、夕飯を軽めにするのもおすすめです。

3 ブルーライトを見るのを避ける

パソコンやスマホのブルーライトは、交感神経を刺激して眠りを妨げる原因となります。スマホは黒い画面のナイトモードにし、デジタルディスプレイを遠ざけましょう。

4 運動するなら夕食前！

食後の運動は胃腸に負担がかかってしまうので、夕食前がベスト。また、運動をすると交感神経を刺激するため、夕食後に行うと眠気が覚めてしまいます。

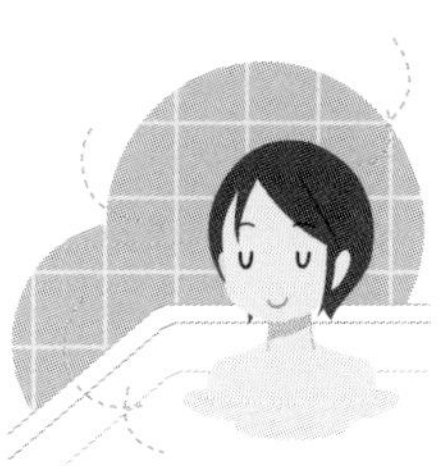

5 お風呂は寝る1時間半前には入る

入浴することで深部体温が上がりますが、それが下がるまでは1～1時間半ほどかかります。そのころに眠気が誘発されるので、タイミングを逃さずに。

6 光をコントロール

夕方以降はオレンジ色のライトをメインにし、就寝後はできるだけ光を目に入れないように工夫を。

7 アプリで睡眠記録をつける

起床時刻をセットして、就寝から起床までの睡眠を追跡し、記録するアプリを活用。眠りの浅くなったタイミングで心地よく起こしてくれるアラーム付きのものがおすすめ。

COLUMN 2

あなたはエクオールを作れる人？

エクオール検査の受け方

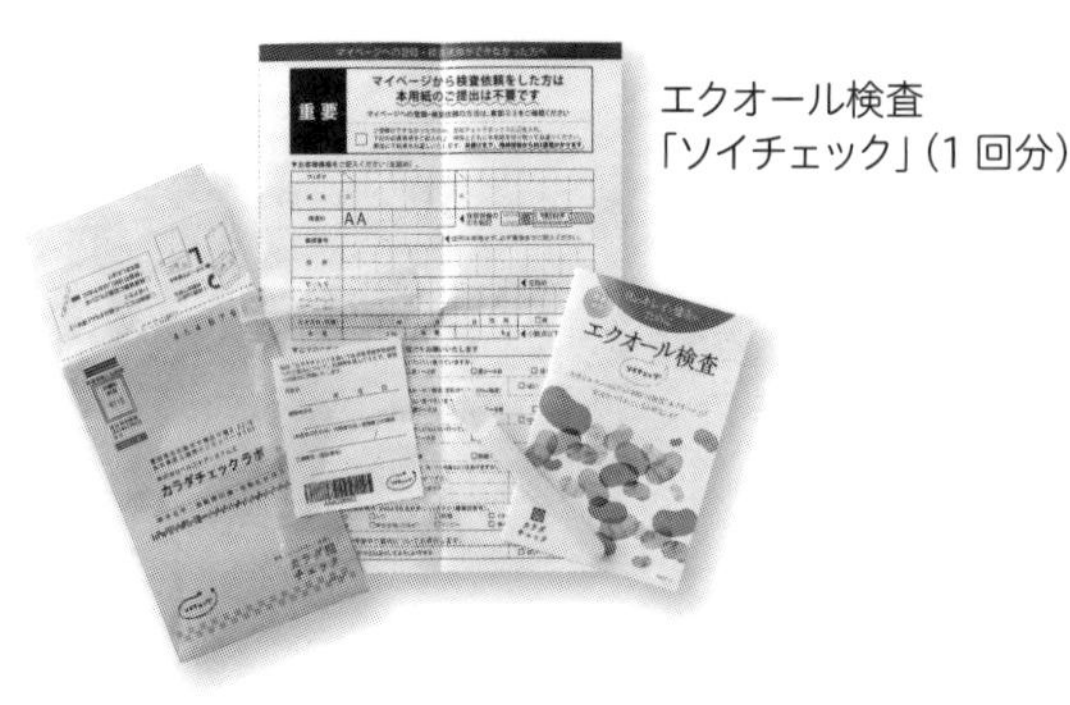

エクオール検査
「ソイチェック」（1回分）

エクオール産生能は、「ソイチェック」という郵送型の検査キットで調べられます。インターネットで入手できるキットに採尿して返送すると、結果がメールで通知されるシステムです。尿中のエクオール量によって5段階で判定され、3～5段階であればエクオールを作れる人ということ。エクオール産生能が数年で変化する人が4人に1人程度の割合でいるため、何度か検査してもよいかもしれません。

問い合わせ／株式会社ヘルスケアシステムズ　☎03-6809-2722

第3章

自律神経を整え骨盤底筋を鍛える

ゆるラクヨガ

ゆるラクヨガ

更年期からは、骨盤底筋を鍛えなさい

ぽっこりおなかやタレ尻を防ぐトレーニング

女性のQOL（Quality of Life＝生活の質）に重大な影響を及ぼしている筋肉に「骨盤底筋」があります。骨盤底筋はその名のとおり、骨盤の底にある筋肉で、ハンモックのような形をしており、膀胱や子宮、直腸などの大事な臓器を支えています。

女性の骨盤底筋には、尿道口、膣口、肛門の3つの穴があり、尿道口や肛門が機能することによって排泄がコントロールされています。しかし更年期以降になると、全身の筋肉量に関わる女性ホルモンのエストロゲンの分泌量が急激に減少するため、骨盤底筋も弾力がなくなり薄くなってきます。その結果、**尿もれや子宮脱など骨盤底筋に関わるトラブルがふえてQOLを著しく下げてしまったり、ボディラインの崩れを招いてしまったりします。**

女性がよりよく年齢を重ねていくためには、骨盤底筋を鍛えることが必須です。「ゆるラクヨガ」で骨盤底筋をトレーニングし、若さと健康を維持しましょう。

骨盤底筋は年齢とともにどんどん弱っていきます

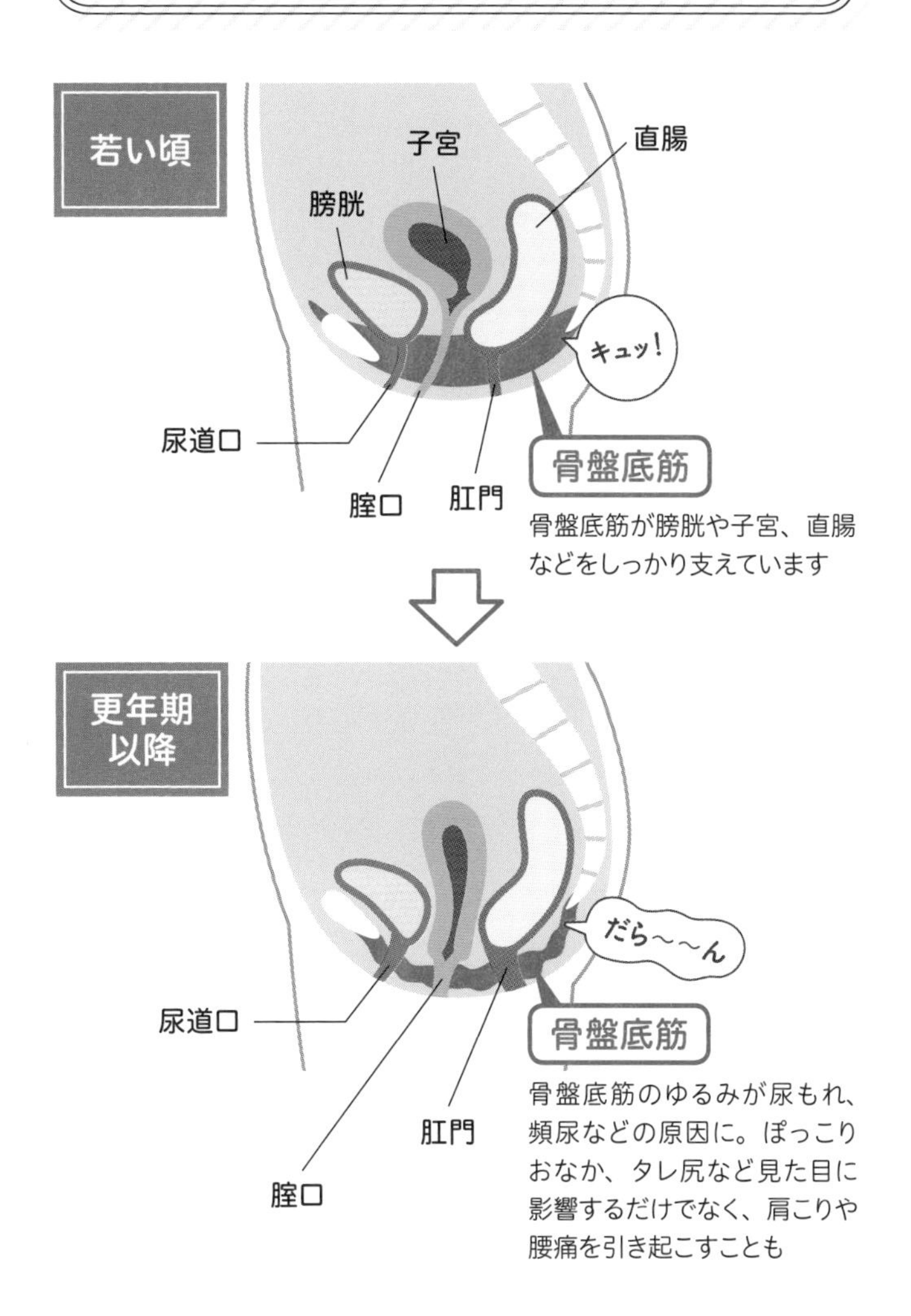

ゆるラクヨガ

1日5分でOK! 衰えやすい筋肉と自律神経をまとめて強化

毎日コツコツ続けることで全身のバランスが整う

骨盤底筋は、呼吸をサポートする「横隔膜(おうかくまく)」や、肋骨(ろっこつ)の下から骨盤にかけてベルト状におなかを覆っている「腹横筋(ふくおうきん)」、背中の深部で姿勢を安定させている「多裂筋(たれつきん)」と一緒に、インナーユニットとして体の深層で体幹を支えるほか、お尻の筋肉「大殿筋(だいでんきん)」や内ももの筋肉「内転筋群(ないてんきんぐん)」とも連携して働きます。

「ゆるラクヨガ」は、意識しにくい骨盤底筋を直接鍛えるポーズ、骨盤底筋の周辺の筋肉から間接的に鍛えるポーズのほか、血流を促して自律神経を整えるポーズ、姿勢を整えて体幹を鍛えるポーズ、骨粗しょう症対策になるポーズで構成しています。ポイントは、呼吸を止めないこととポーズの完成形を10秒キープする(または10回くり返す)こと。この中から数種類のポーズを自由に選び、それぞれ2~3セット行いましょう。1日5分を目安に毎日続けることで全身がバランスよく鍛えられ、相乗効果が得られます。

インナーユニットを鍛えるのが骨盤底筋強化の近道

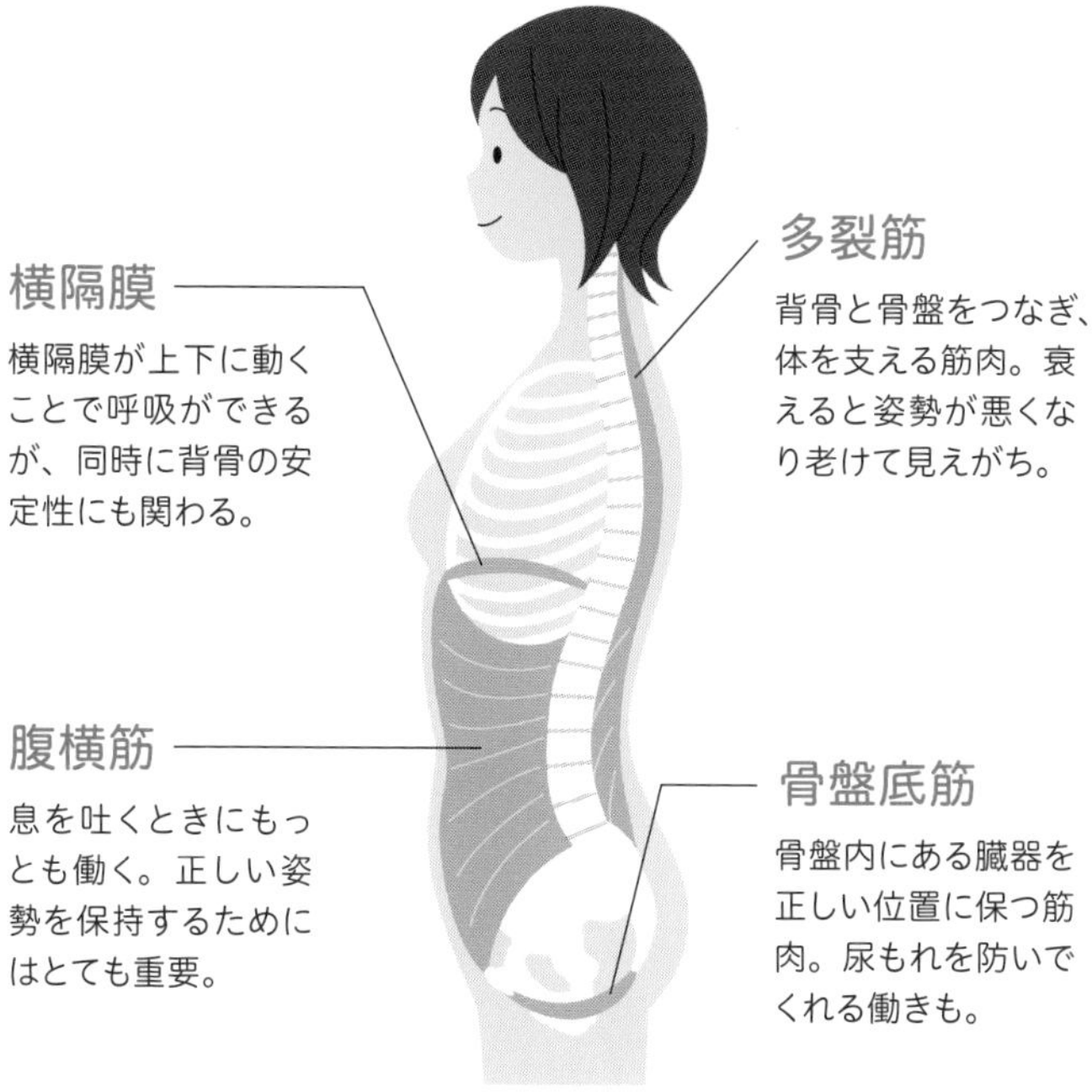

横隔膜

横隔膜が上下に動くことで呼吸ができるが、同時に背骨の安定性にも関わる。

多裂筋

背骨と骨盤をつなぎ、体を支える筋肉。衰えると姿勢が悪くなり老けて見えがち。

腹横筋

息を吐くときにもっとも働く。正しい姿勢を保持するためにはとても重要。

骨盤底筋

骨盤内にある臓器を正しい位置に保つ筋肉。尿もれを防いでくれる働きも。

インナーユニットとは

横隔膜、腹横筋、多裂筋、骨盤底筋の４つの筋肉の総称。体幹の中でも核となる部分です。骨盤底筋を鍛えるのは実は難しいのですが、腹部と背中の筋肉は比較的鍛えやすい筋肉。それぞれが連携しながら働いているため、ほかを鍛えることで骨盤底筋にもアプローチすることができます。

全身の血流アップ

合（がっ）せきのポーズ

1

床に座って両ひざを曲げ、
足裏どうしを合わせる。

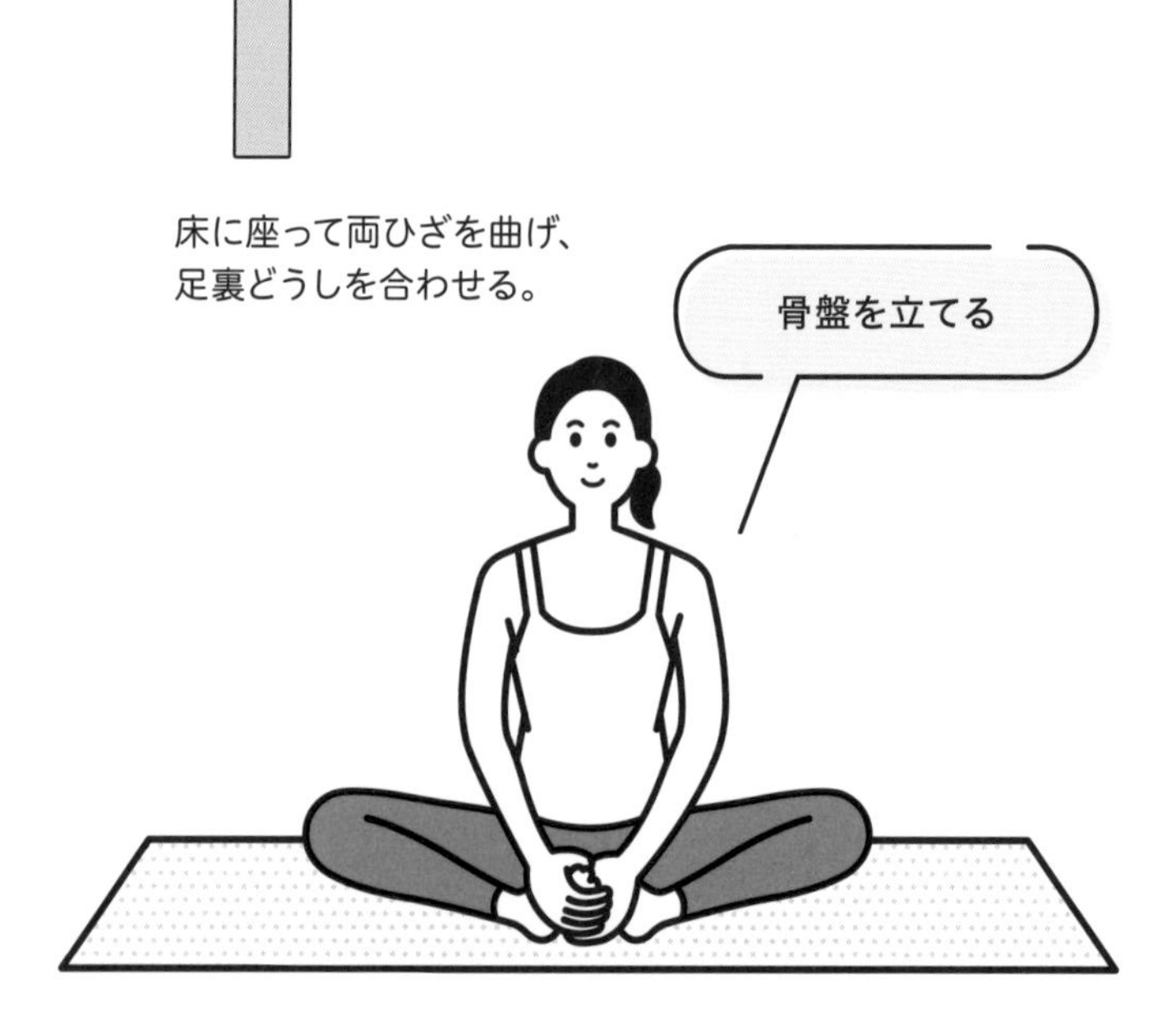

股関節の柔軟性を高めるとともに、骨盤周辺の筋肉をほぐして全身の血流をよくしましょう。

2
足先を両手でつかみ、
足を体に引き寄せる。

3
息を吐きながら、
深く前屈をする。
深呼吸をくり返す
鎖骨を左右に
広げるイメージで

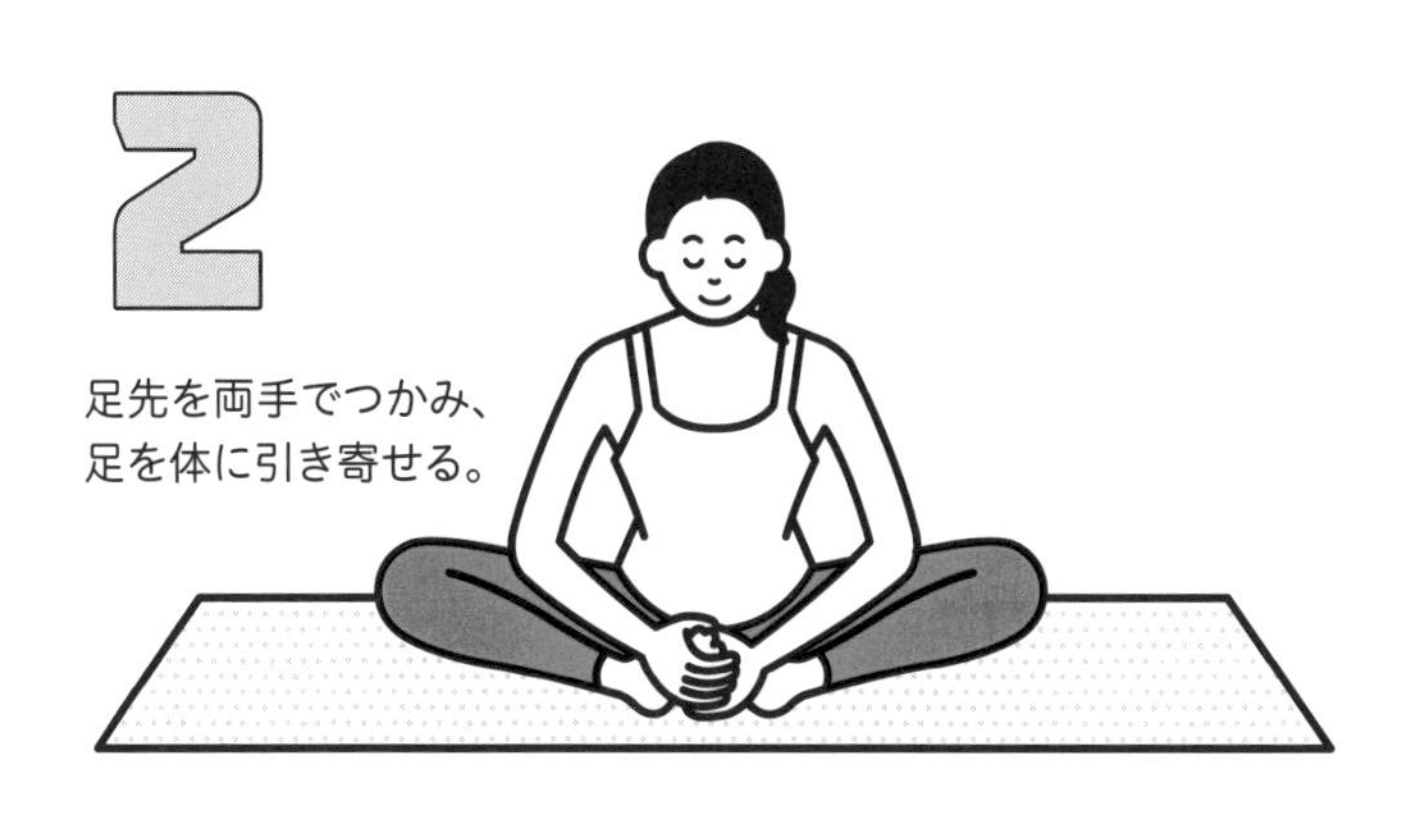

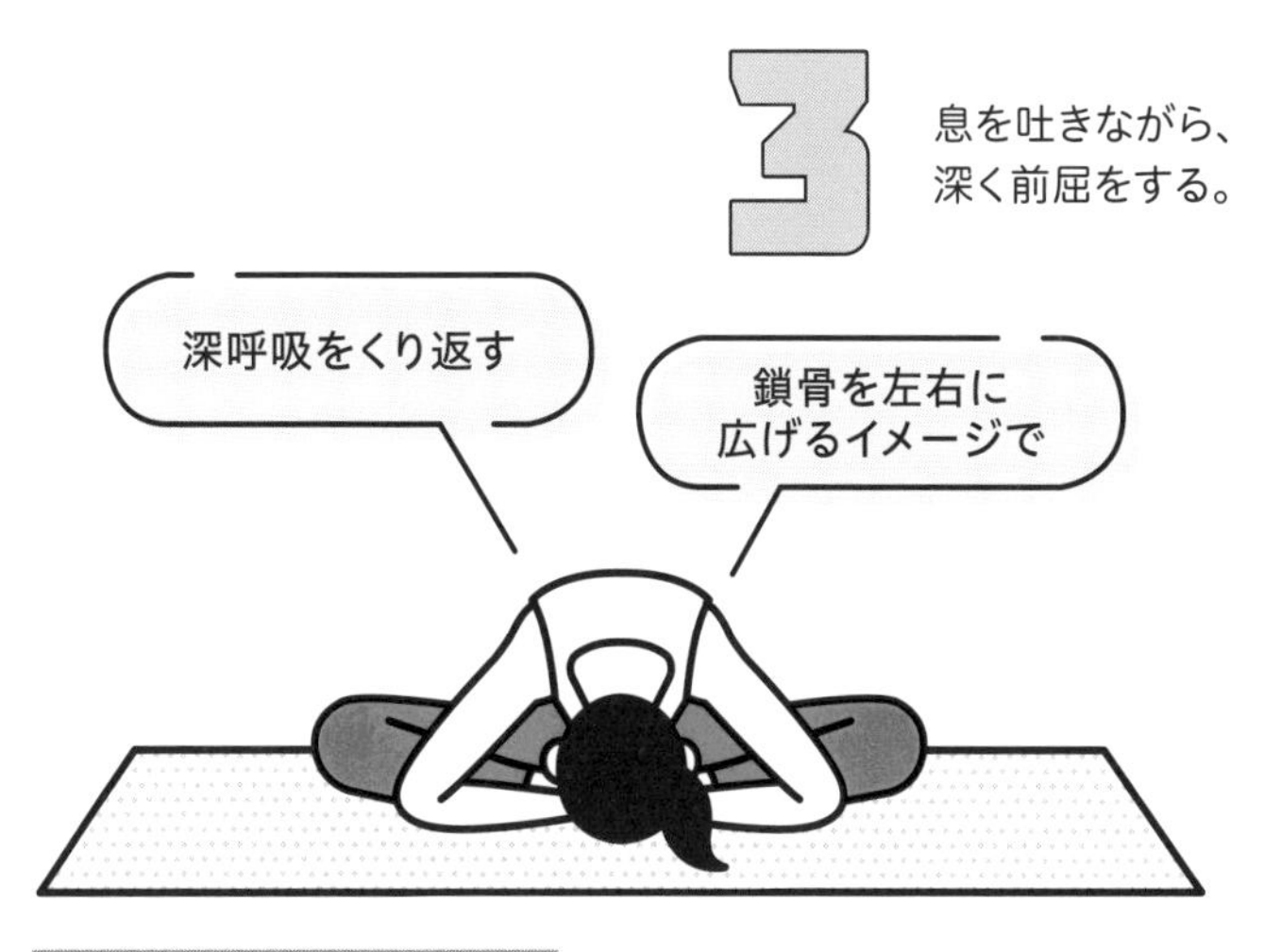

この姿勢を10秒キープ

自律神経を整える

コブラのポーズ

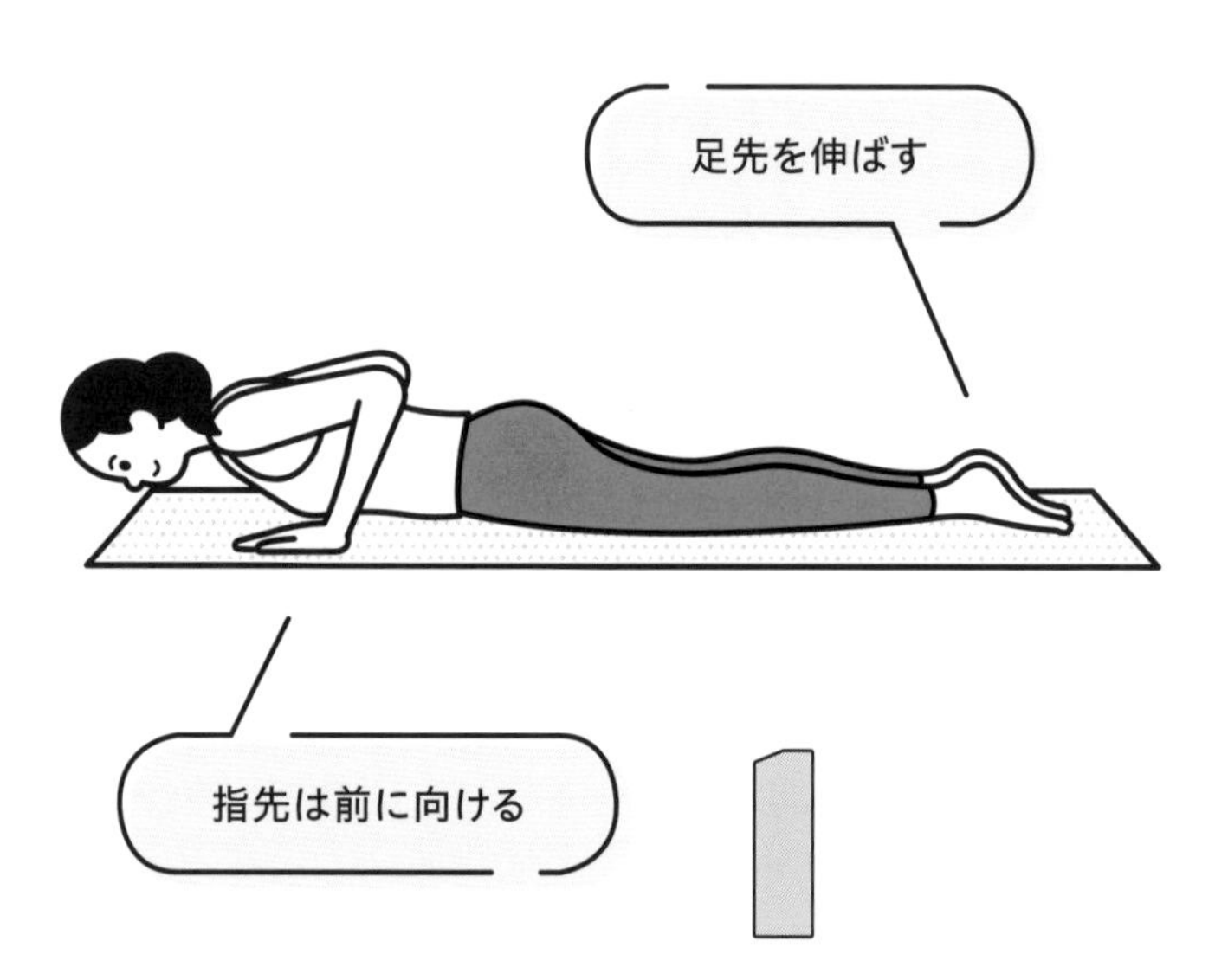

1

うつ伏せになり、足を腰幅に開く。ひじを曲げてわきを締め、手を胸の横に置いて息を吐く。

縮こまりがちな胸を開いて呼吸を深め、リラックス。副交感神経の働きをよくします。

2
息を吸いながら
上体を起こす。
肩を耳から離すように
下半身で床を押す
斜め上を見る
3
背骨を引き上げる
ひじを伸ばし、
呼吸をくり返す。
手で床を押すように
この姿勢を10秒キープ

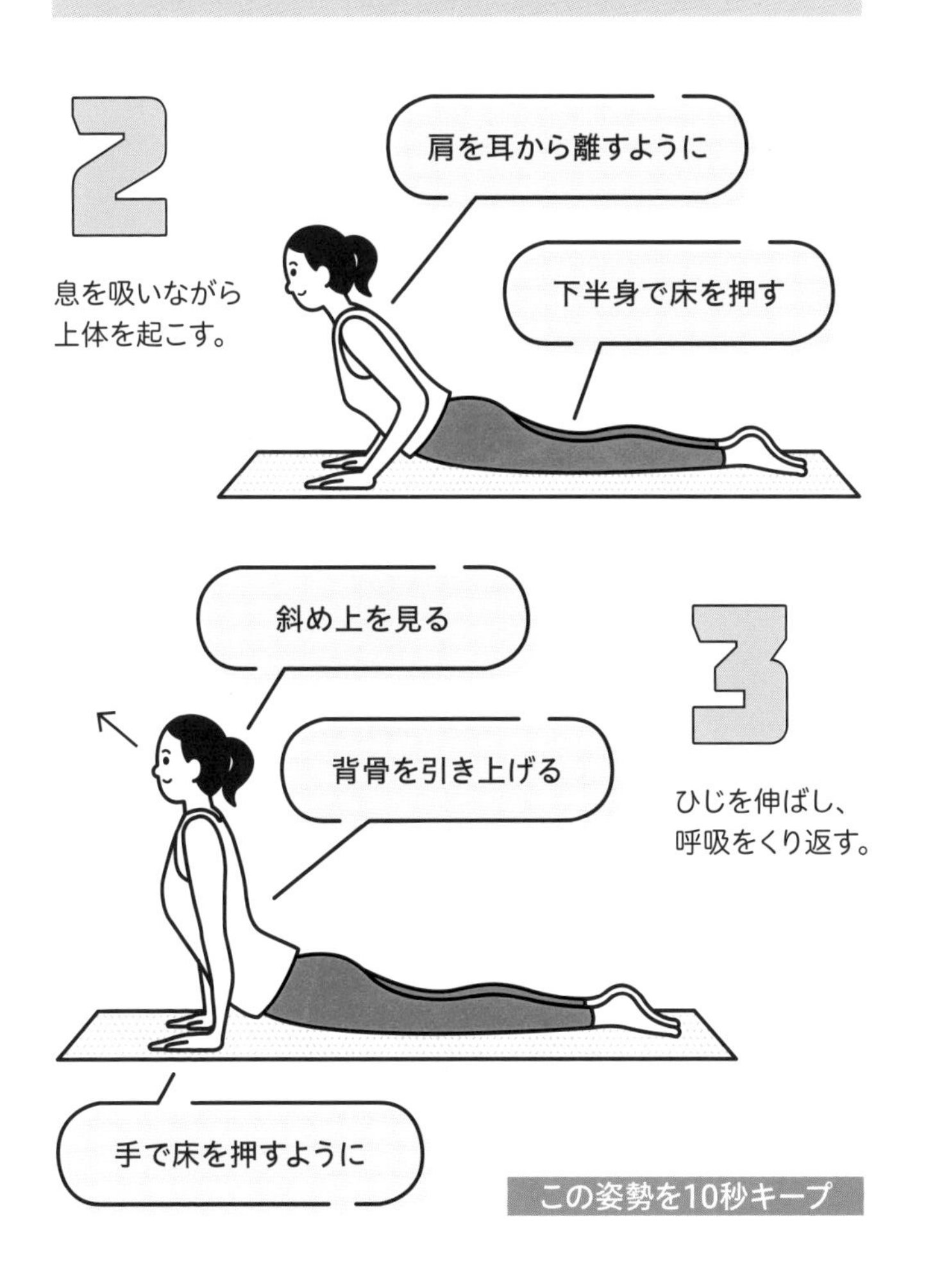

骨盤周りの血流促進

三日月のポーズ

1 手とひざをついて四つんばいになる。手の指は均等に広げる。

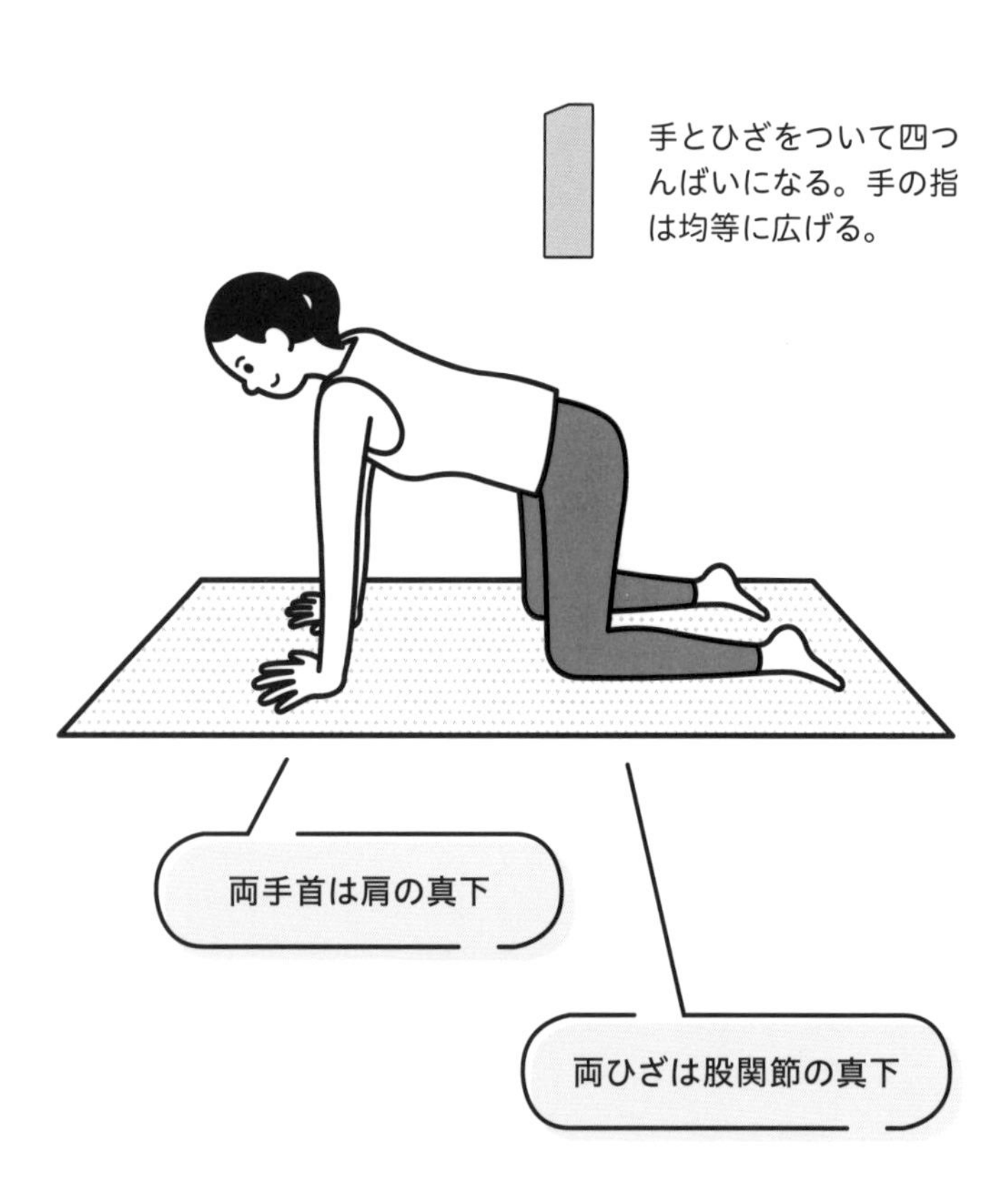

鼠蹊（そけい）部を伸ばしてリンパや血液の流れを改善します。全身のだるさもスッキリ。

2
右ひざは
かかとの真上に
骨盤を正面に向ける

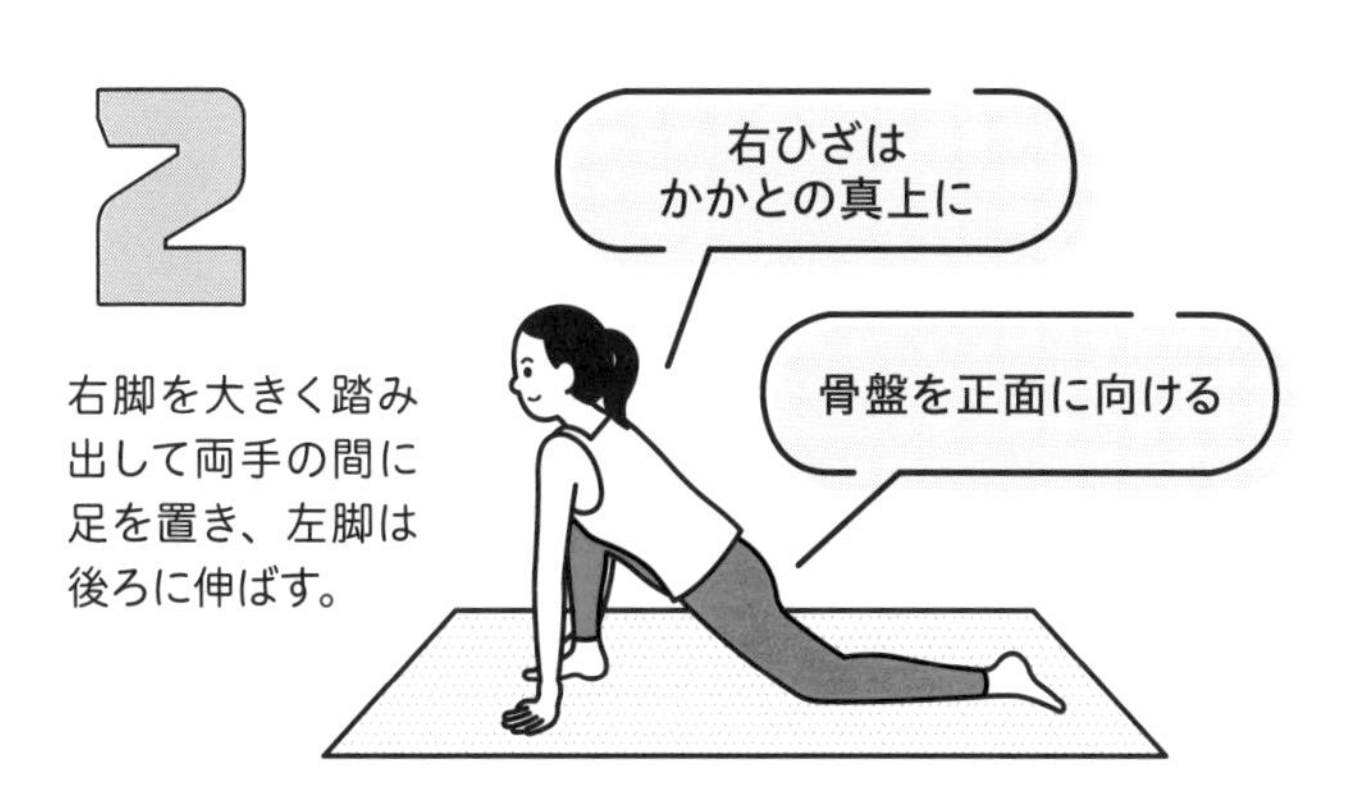

右脚を大きく踏み出して両手の間に足を置き、左脚は後ろに伸ばす。

3
腰が反らないように
おなかに力を入れる
右ひざは90度
骨盤は
床に垂直に立てる
体重は前の
足にしっかりかける

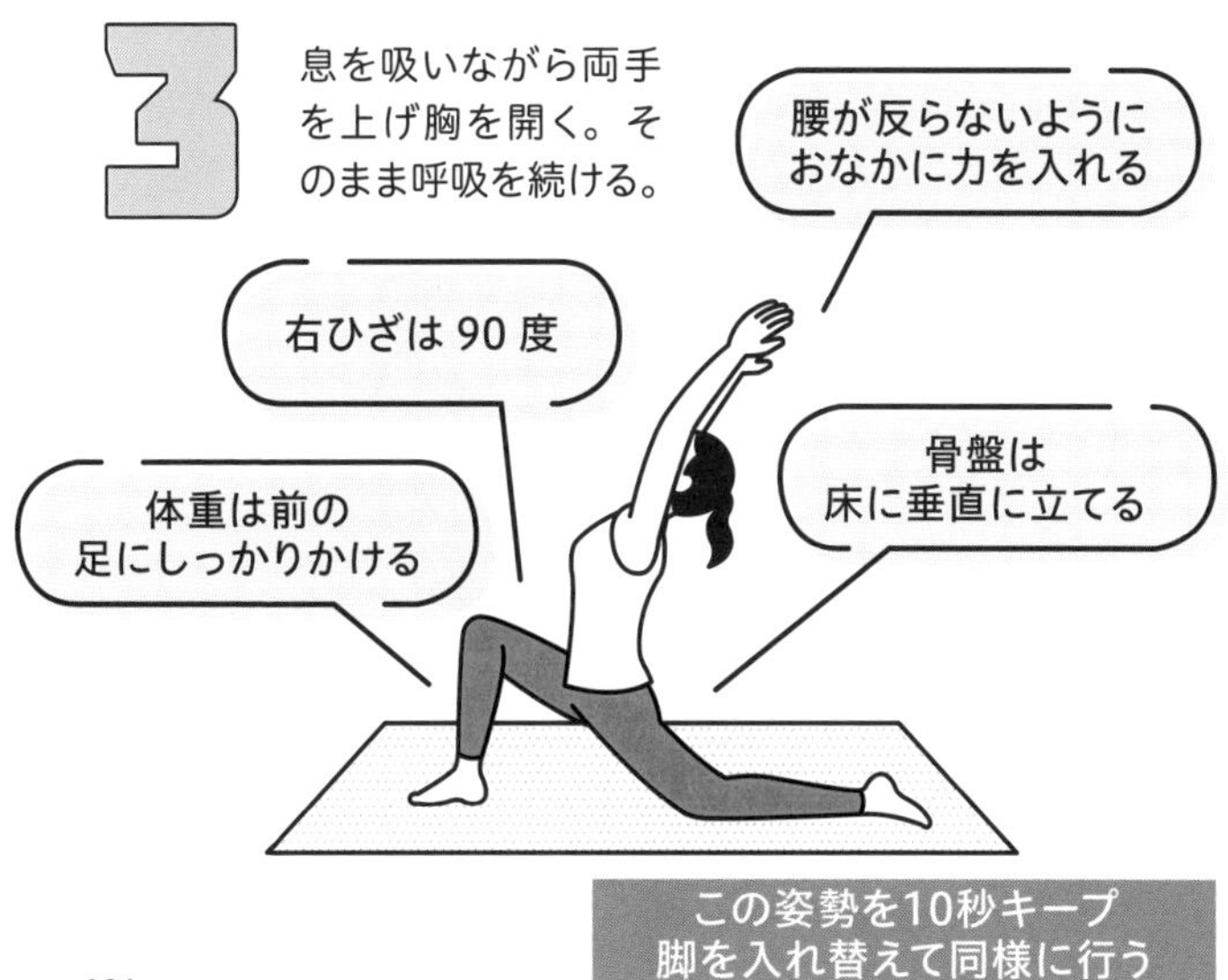

息を吸いながら両手を上げ胸を開く。そのまま呼吸を続ける。

この姿勢を10秒キープ
脚を入れ替えて同様に行う

骨盤底筋を直接強化

フロッグライズ

1

肩幅より広めに足を開いて立ち、足の親指を手の人差し指と中指で挟んで握る。

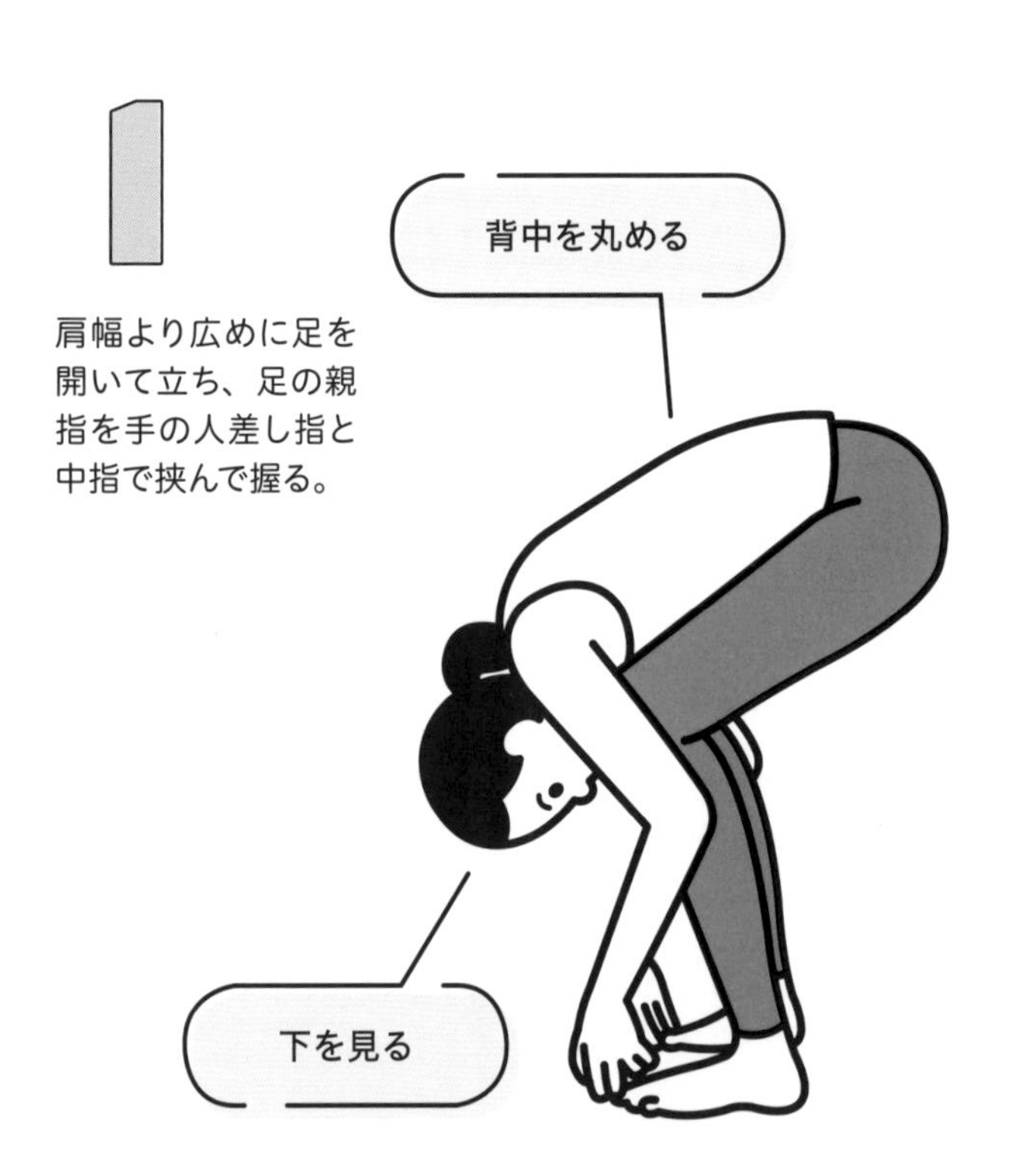

鍛えにくい骨盤底筋を直接刺激します。ひざを伸ばしたときにお尻を突き出すようにすると効果的。

2
息を吐きながらひざを伸ばし、骨盤を前傾させる。
背すじを伸ばす
お尻を突き出す
息を吐きながら
外陰部を
引き込むイメージで
正面を見る

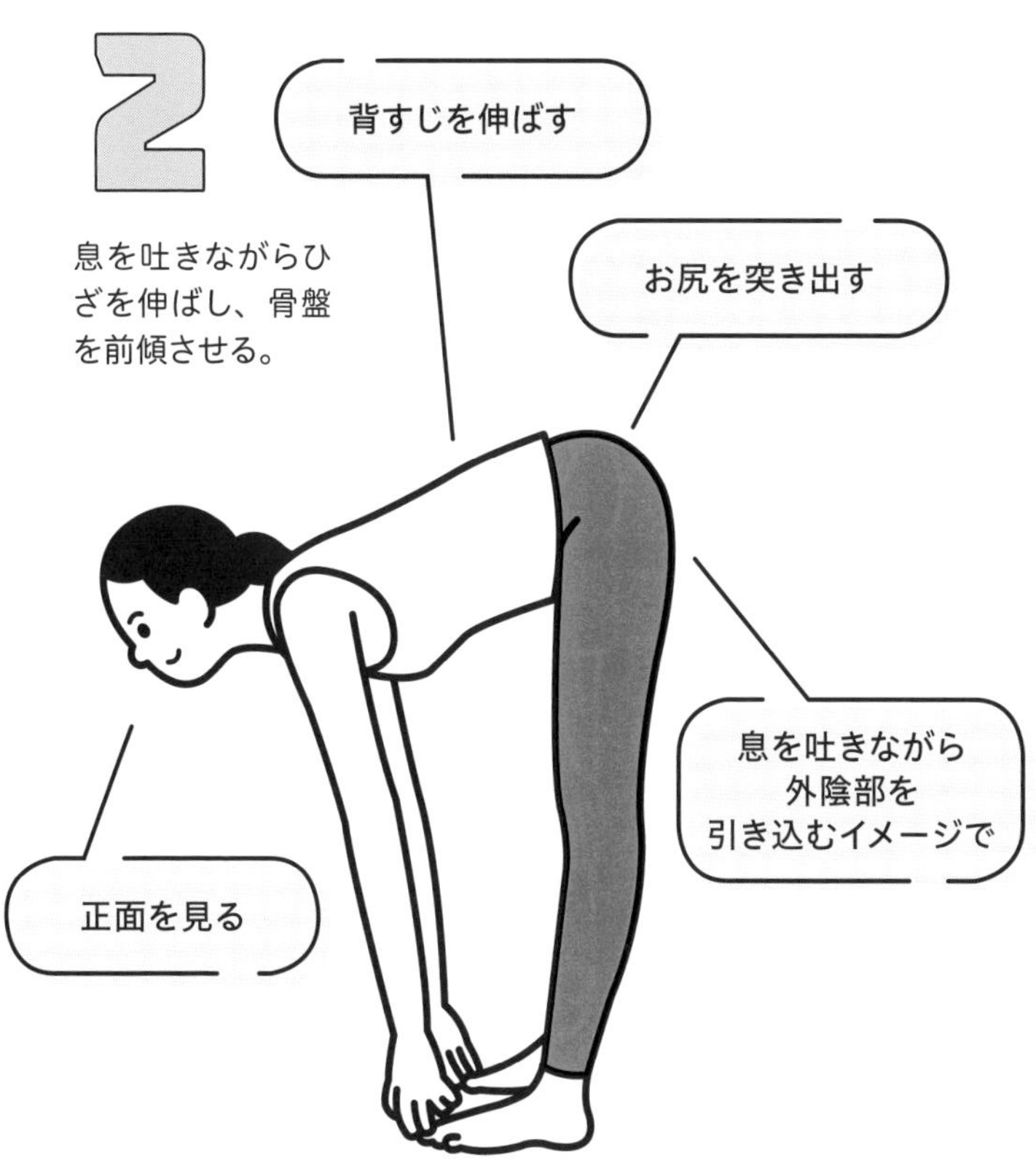

足の親指を握るとひざが伸ばせない人は、
ひざに手を置いて 10 秒キープでもOK！

この姿勢を10秒キープ

腹横筋から骨盤底筋を強化

スッキリZ

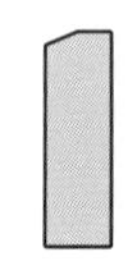

ひざを肩幅に開いてひざ立ちになる。足の甲を床につける。

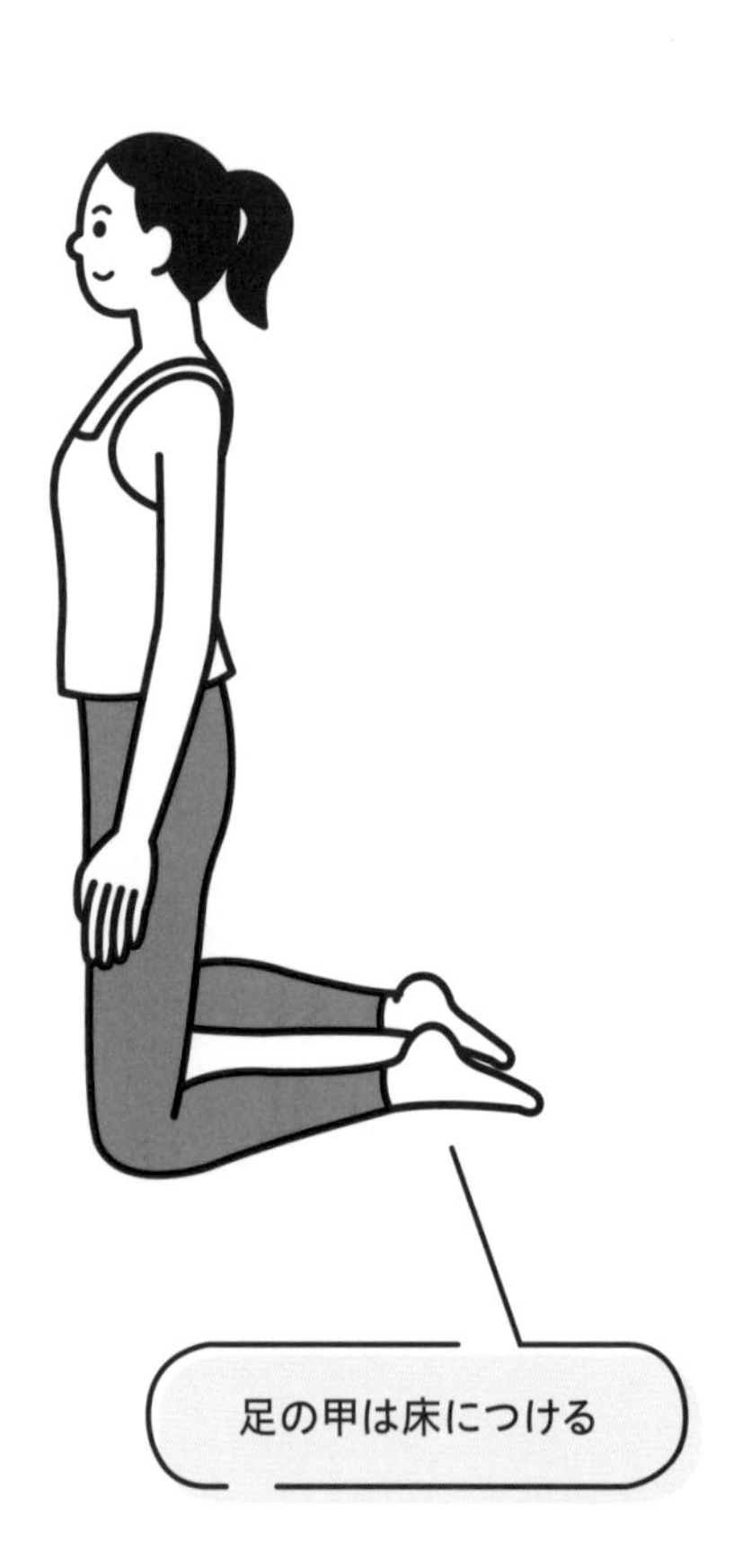

上体を後ろに倒すときに腹圧がかかって腹横筋が収縮し、連動して骨盤底筋も強化できます。

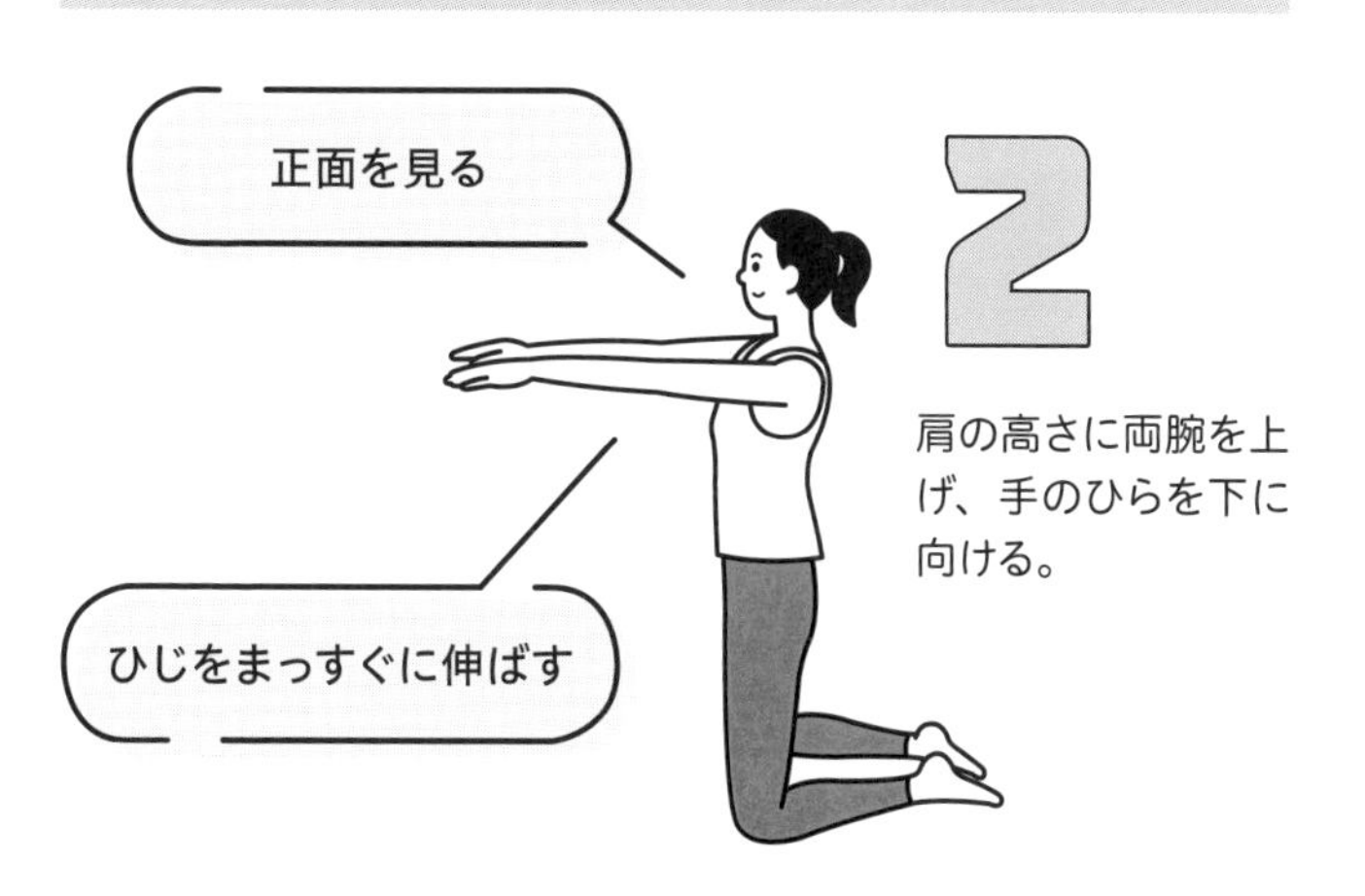

肩の高さに両腕を上げ、手のひらを下に向ける。

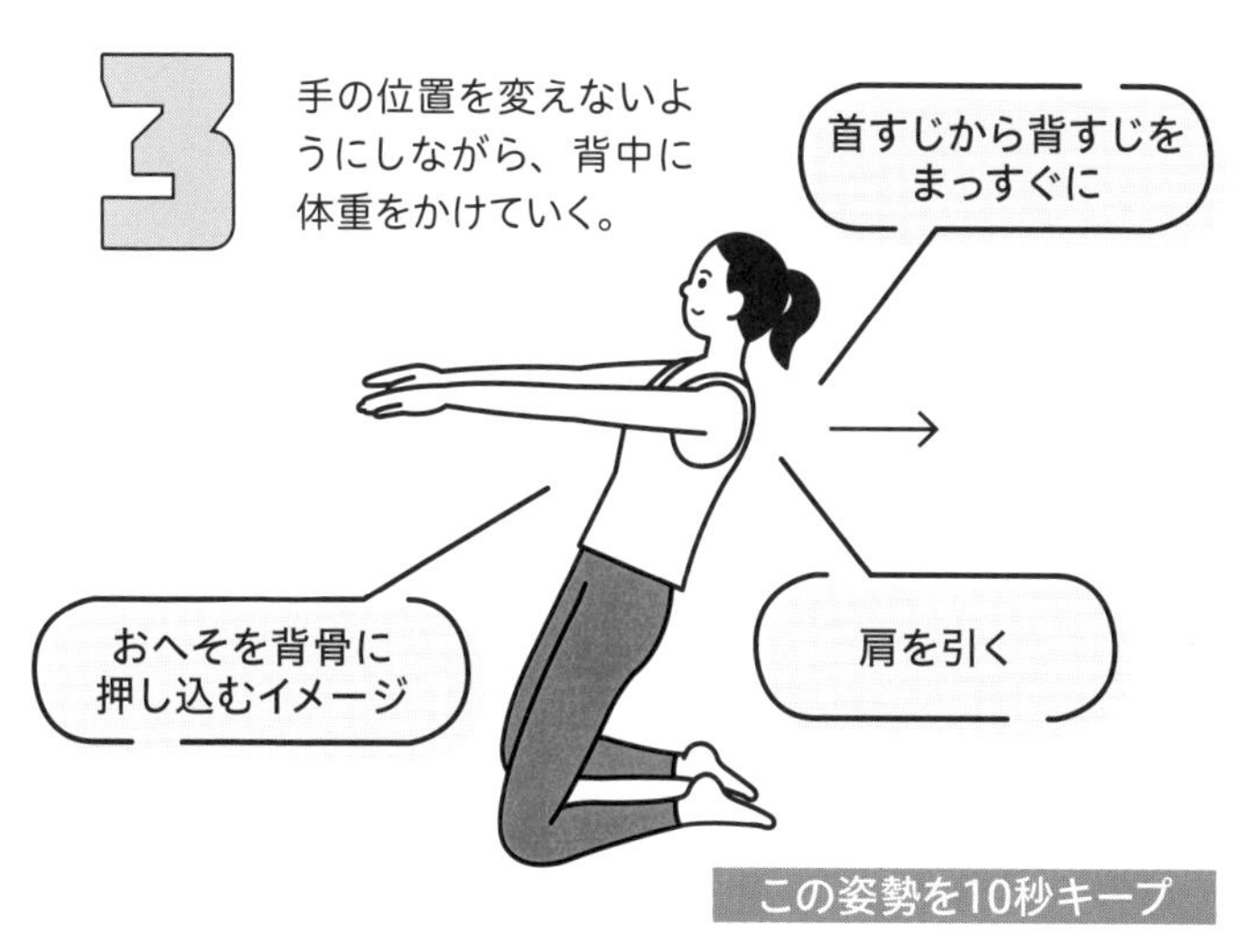

手の位置を変えないようにしながら、背中に体重をかけていく。

この姿勢を10秒キープ

多裂筋から骨盤底筋を強化

スカイダイビング

両腕は体の横に
おでこは
床につける
両足は腰幅より
広めに開く

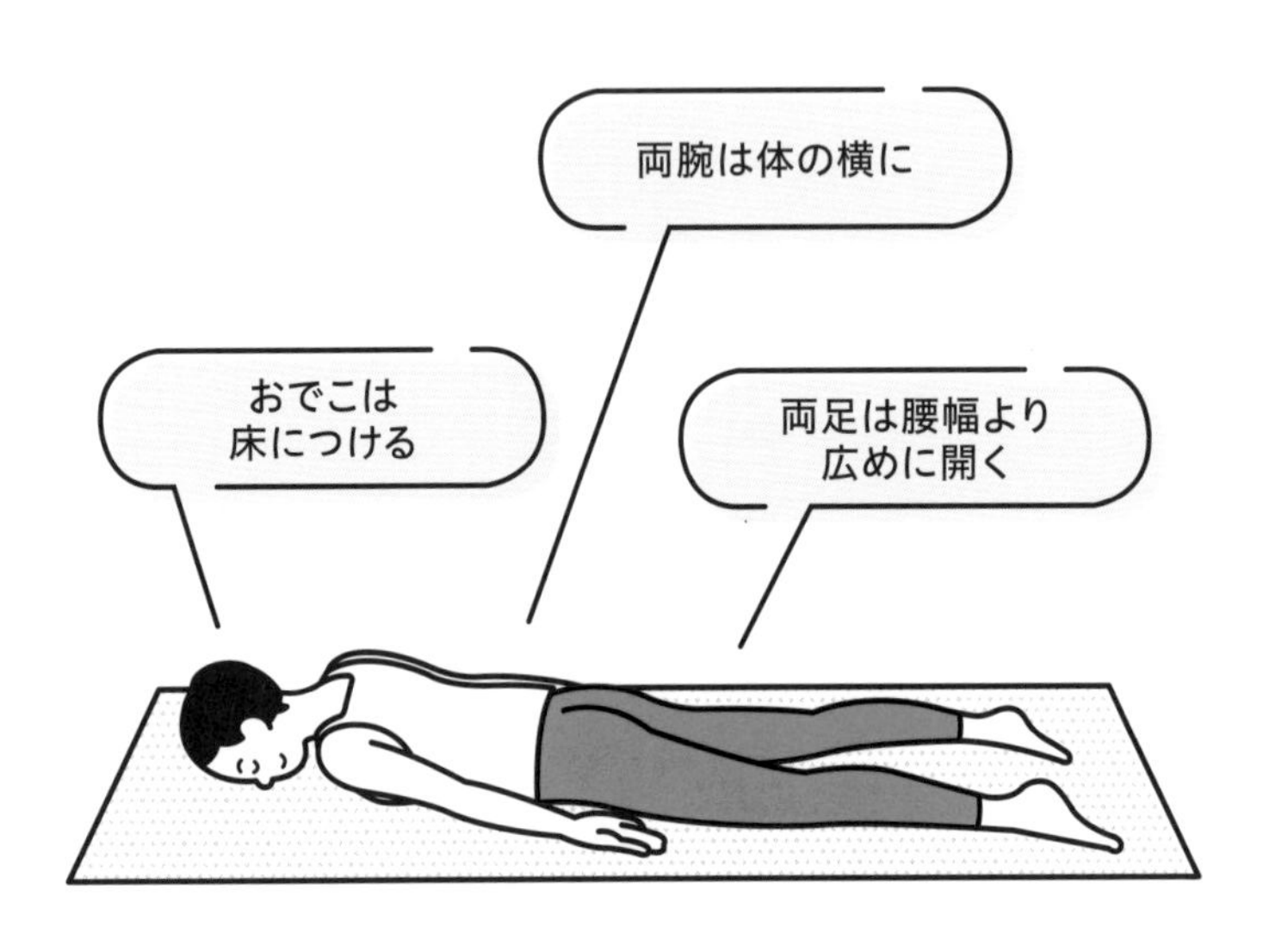

1

うつ伏せになり、両手両脚
を伸ばして力を抜く。

多裂筋を刺激し、骨盤底筋も鍛えます。ヒップアップ効果で後ろ姿も若々しく。

手のひらと足の裏は
上向きにし、後方へ伸ばす
顔を上げて正面を見る

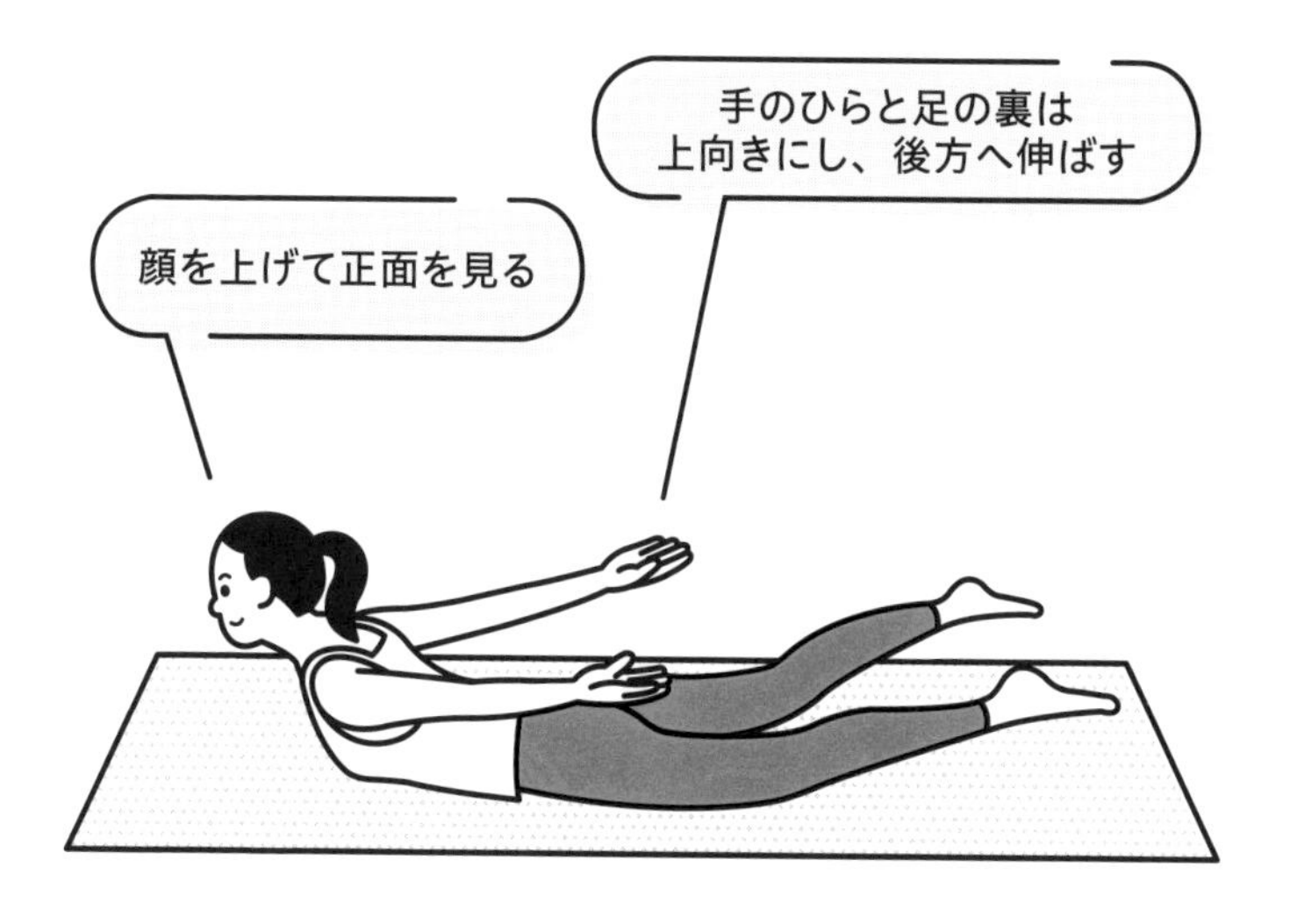

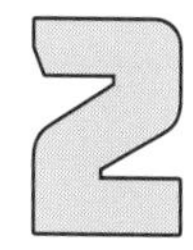

背中を反らし、右手と左脚を浮かせてバランスをとる。続いて左手と右脚も上げる。

※腰が痛む人は、このポーズは見合わせてください

この姿勢を10秒キープ

大殿筋から骨盤底筋を強化

ワイドヒップリフト

1

あお向けになり、両ひざを立てて閉じる。

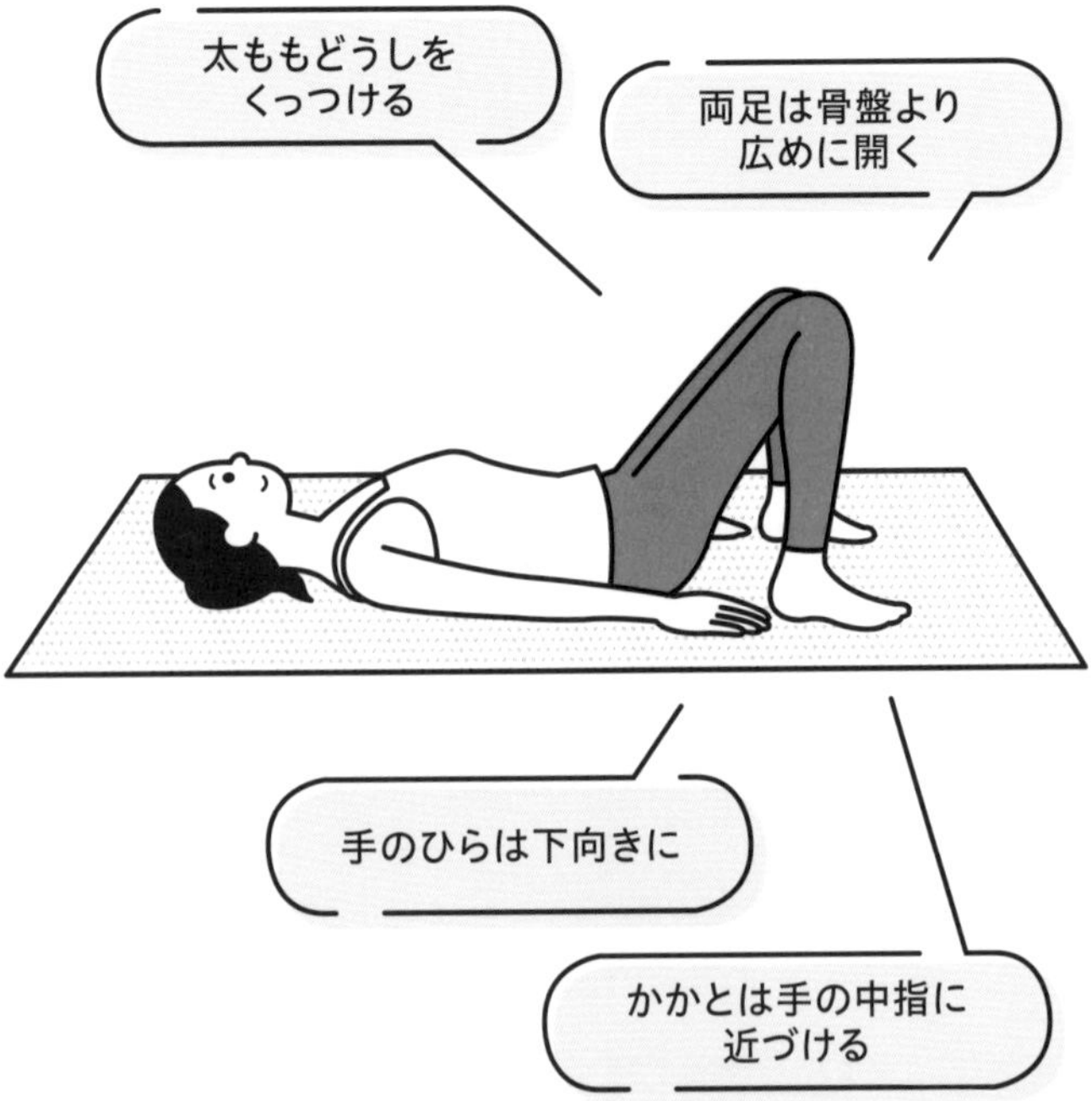

太ももどうしをくっつける

両足は骨盤より広めに開く

手のひらは下向きに

かかとは手の中指に近づける

大殿筋と内転筋群を同時に鍛え、下半身を強化。
間接的に骨盤底筋を鍛えます。

2
肩とひざが斜め一直線になる
ようにお尻を浮かせる。
肩からひざまでが
一直線になるように
両ひざを寄せるように
意識しながら

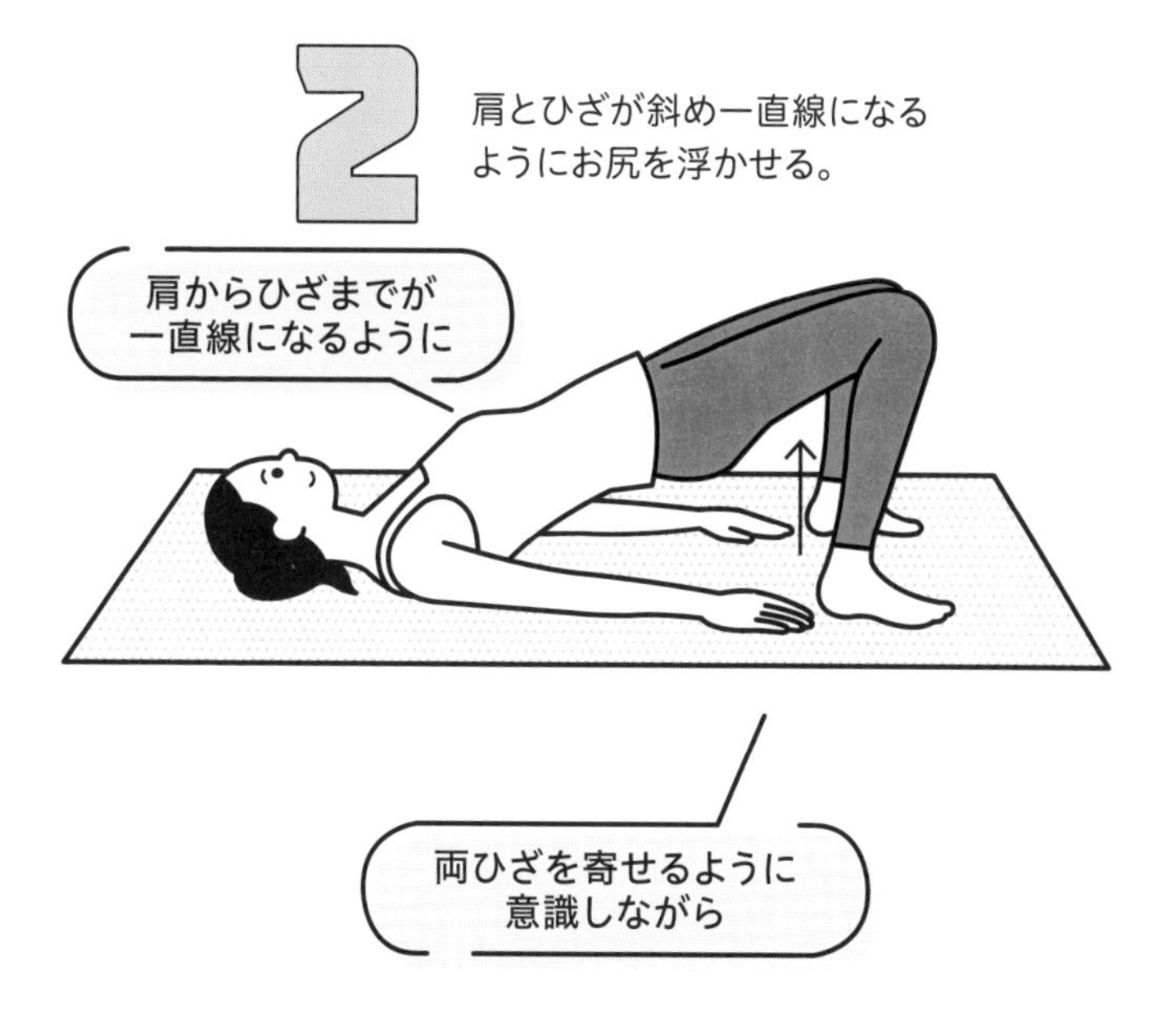

この姿勢を10秒キープ

体幹を鍛えてバランス調整

オンリーニー

1

手とひざをついて四つんばいになる。手の指は均等に広げる。

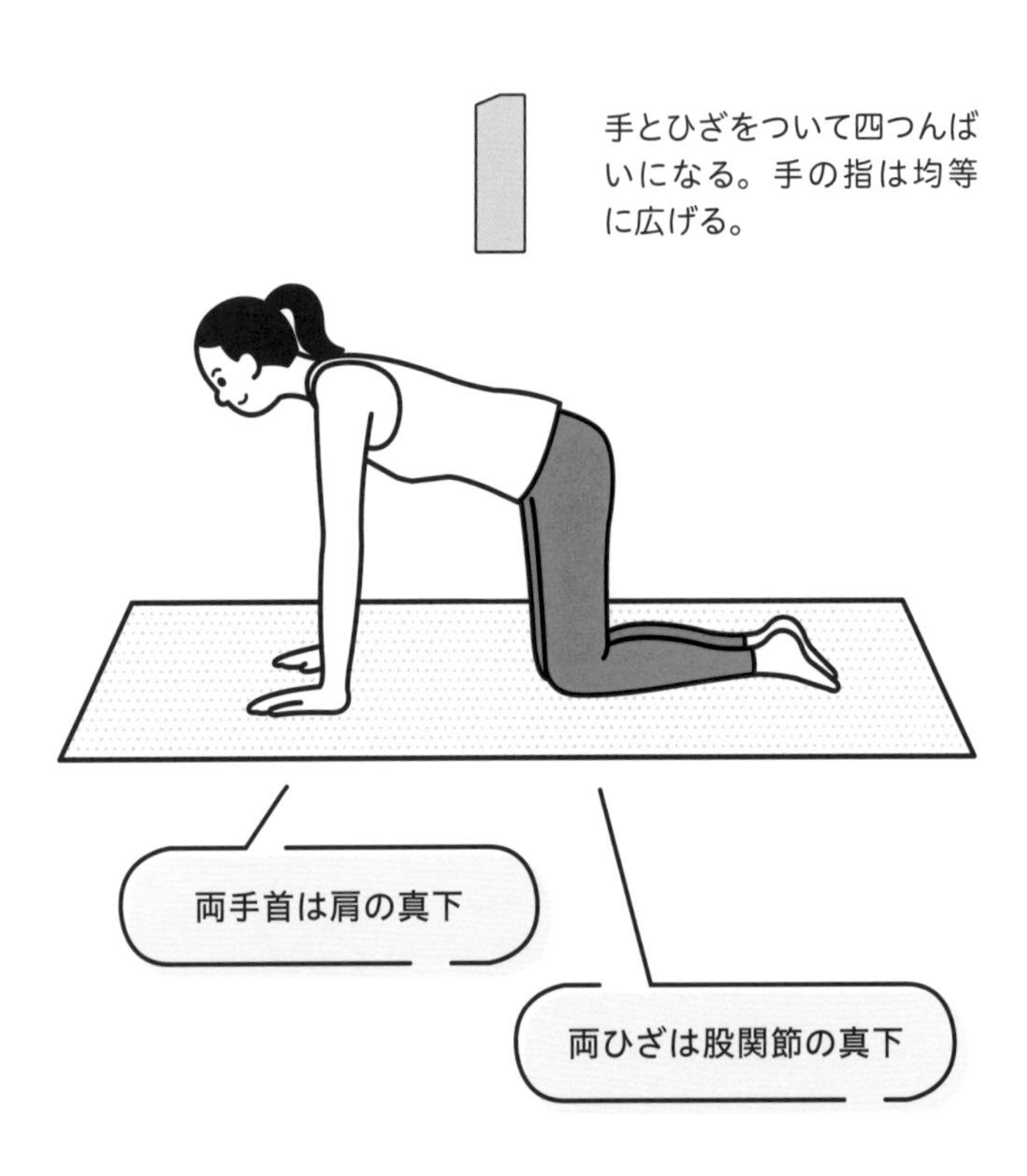

不安定な姿勢を保つことで腹横筋を鍛えます。バランス感覚を養い、転倒予防にも。

2
右手を前へ、左脚を後ろへまっすぐに伸ばす。
おへそを持ち上げているようなイメージで
3
右ひざで床を押し足先を上げる。伸ばしている手先足先は一直線に。
おなかが落ちないように
正面を見る
ひざで床を押す
おへそを下から支えるイメージで

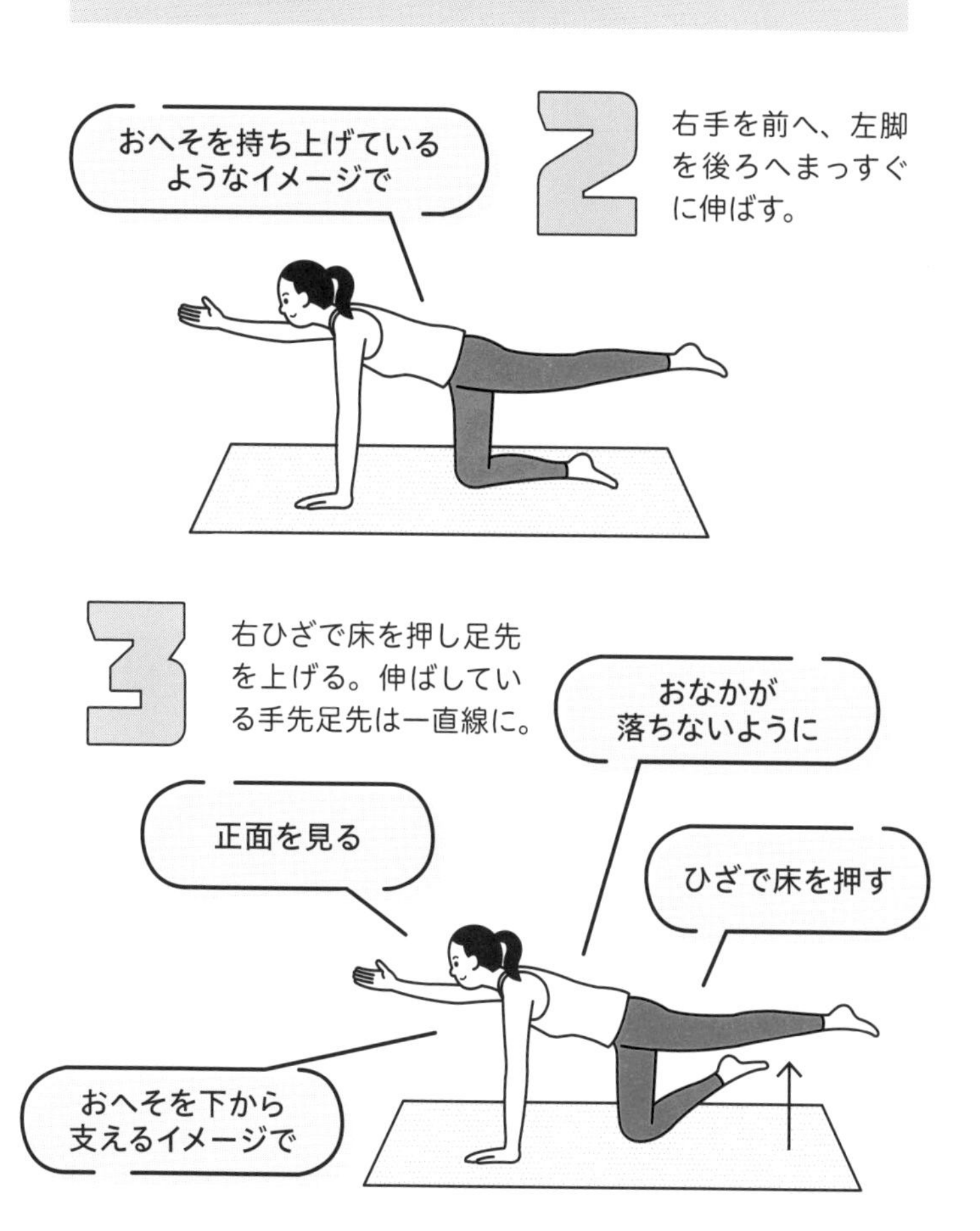

この姿勢を10秒キープ
手と脚を入れ替えて同様に行う

内転筋から骨盤底筋を強化

ドルフィンツリー

1

「気をつけ」の姿勢で立つ。
両かかとをつけ、足先は開く。

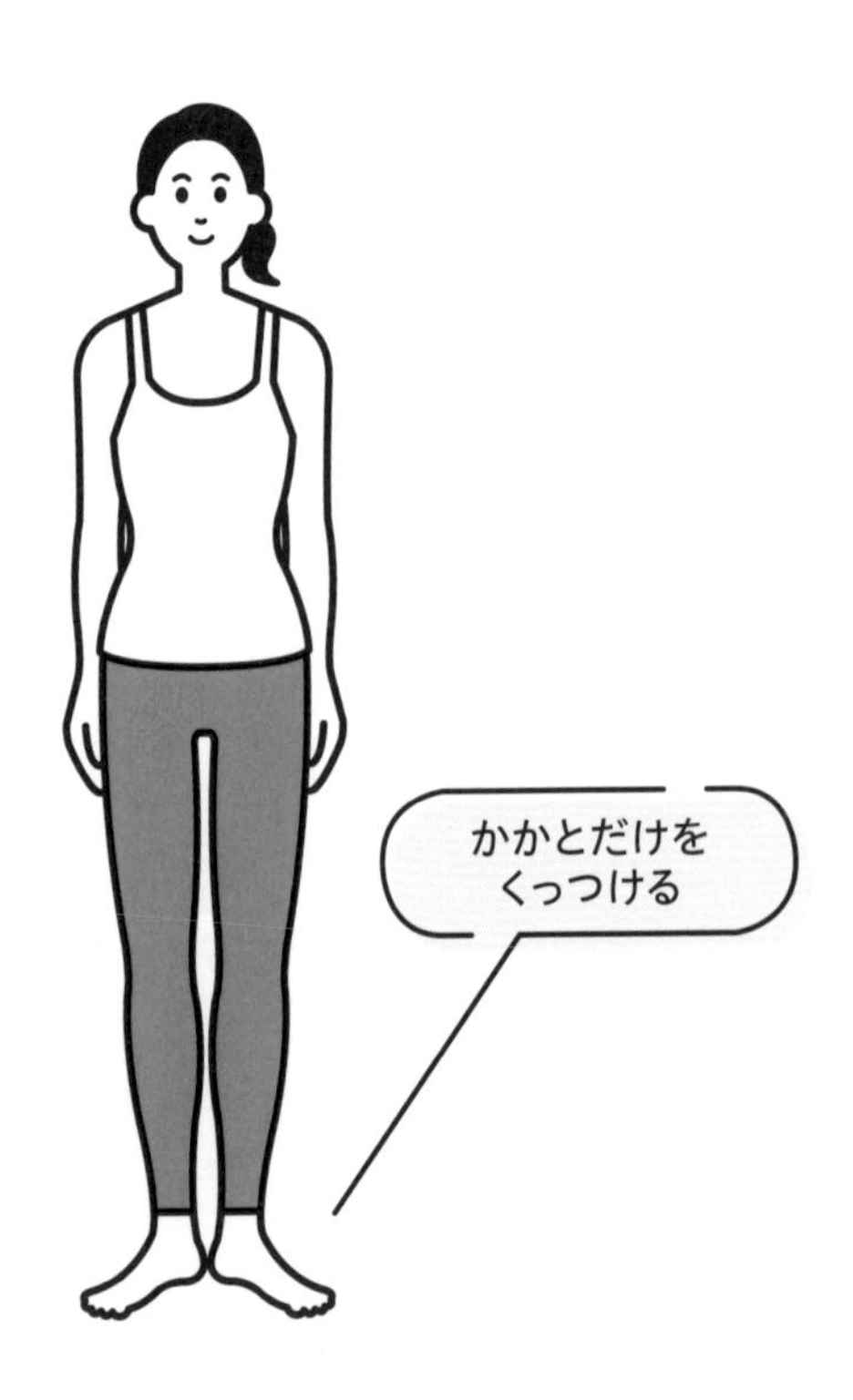

内転筋群と骨盤底筋を刺激。つま先立ちで体幹が鍛えられ、姿勢が改善し、歩きやすくなります。

2
両腕を上げ、かかとを浮かせる。
肩甲骨を寄せる
お尻とおなかに力を入れる
ひざを寄せるようにし、お尻をキュッと引き上げる
左右のかかとはくっつけたまま
この姿勢を10秒キープ

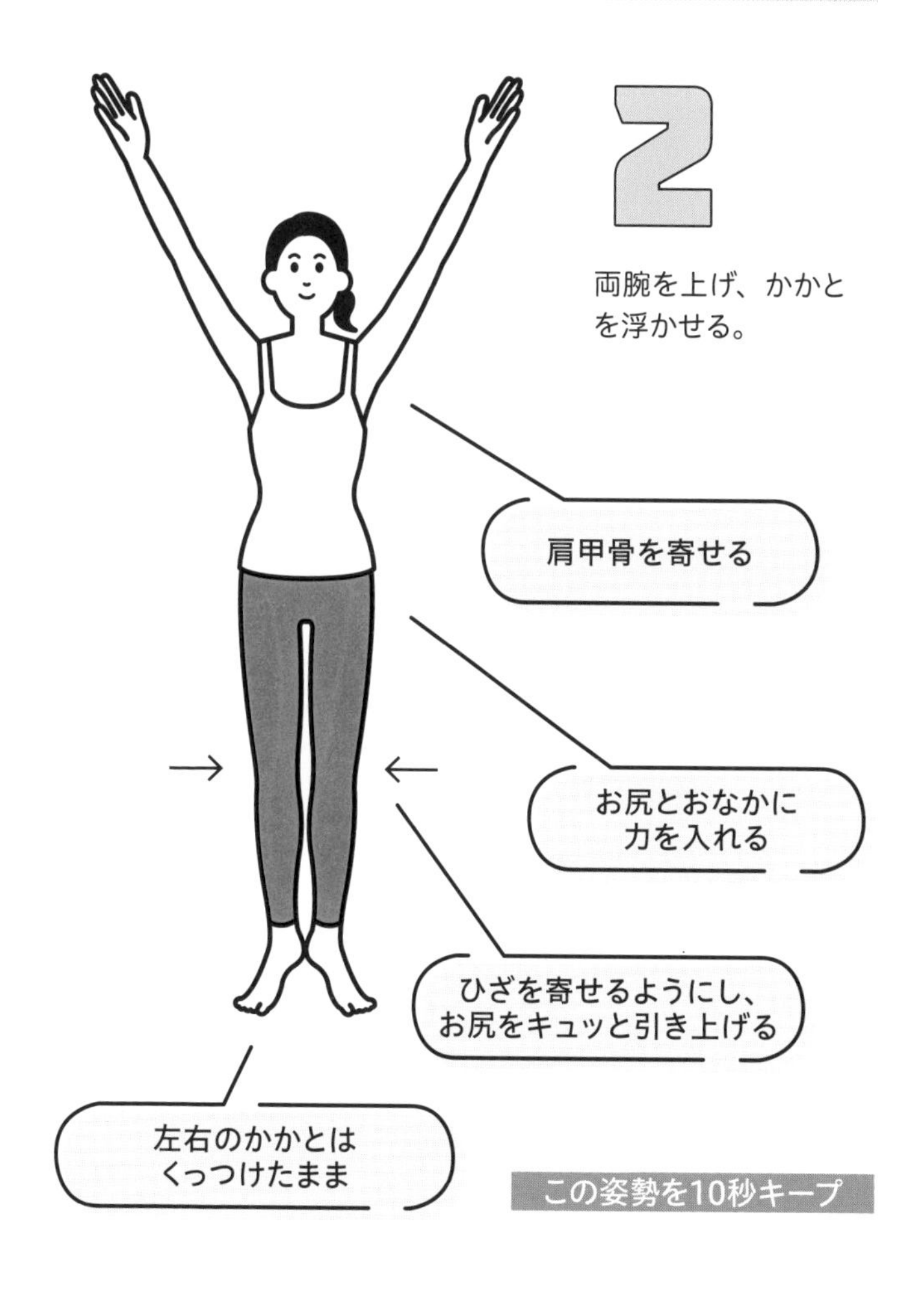

骨粗しょう症予防

かかと上げ下げ

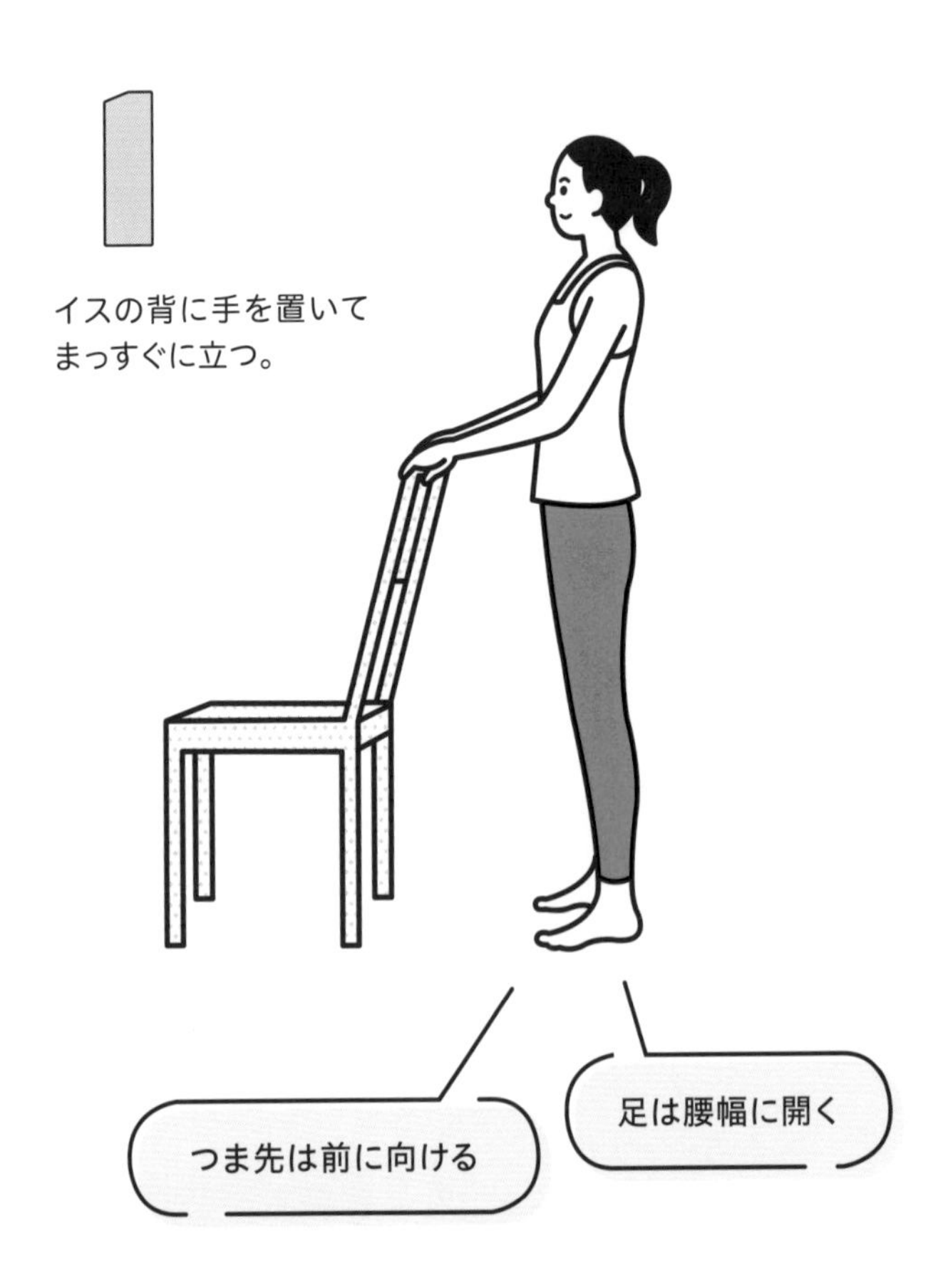

リズミカルにかかとを上げ下げし、骨の縦方向に衝撃を加えて、下半身の骨を強くしましょう。

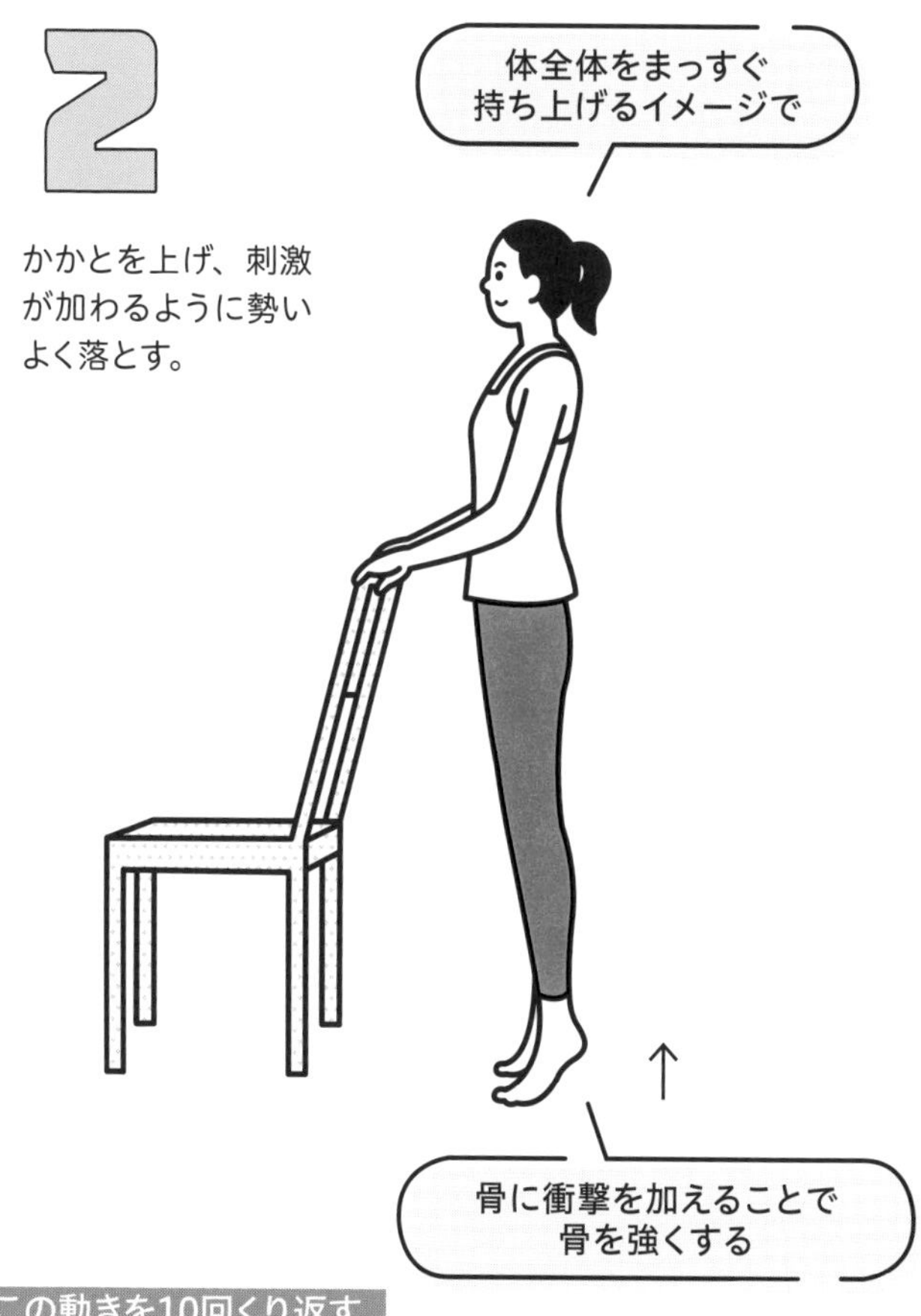

2
かかとを上げ、刺激が加わるように勢いよく落とす。
体全体をまっすぐ持ち上げるイメージで
骨に衝撃を加えることで骨を強くする

この動きを10回くり返す

COLUMN 3

エストロゲンの減少で起こる手指の不調

閉経前後に起こる手指のしびれやこわばり、指関節の腫れ、変形。おもに「ヘバーデン結節」や「ブシャール結節」が知られています。初期はX線検査で関節の変形が見られないため見逃されがちですが、そのままにしていると進行して変形が完成し、指を曲げにくくなって日常生活にも支障をきたしますから、軽度のうちに適切に対処することが大切です。こうした手指の不調は、エストロゲンの減少と関わっており、エストロゲンの急激な減少で関節や腱(けん)を保護している滑液(かつえき)が影響を受けることで引き起こされます。とくに体の末端にある手指は血行不良になりやすく、日常生活での使用頻度の高さから負荷がかかりやすいのです。手指に不調を感じたら、早めに「手の外科」を受診しましょう。

第4章

上手な婦人科のかかり方

HRTと漢方治療

どんな治療があるの？

不調をいますぐ治したいなら、婦人科へGO！

40代になったら婦人科のかかりつけ医を持とう

月経周期が乱れ、気になる更年期症状があったら、まずは婦人科に相談しましょう。

更年期の不調の多くは、卵巣がエストロゲンを作れなくなることが原因で起こります。そこで、足りなくなったエストロゲンを物理的に足そうというのが、ホルモン補充療法（HRT＝Hormone Replacement Therapy）の考え方です。**HRTは更年期症状を劇的にやわらげるだけでなく、閉経後の健康維持にも大いに役立ちます。**

また、体質に合わせて処方する漢方治療は、更年期症状の改善に効果的です。とくに不眠やめまい、イライラ、うつ状態といった精神症状に効果を発揮します。

女性の体は女性ホルモンの働きによってダイナミックに変化します。閉経後の約40年を健康でイキイキと過ごすには、更年期の過ごし方がとても重要。婦人科のかかりつけ医を持つことで、更年期以降の長い人生を快適に過ごせるようになります。

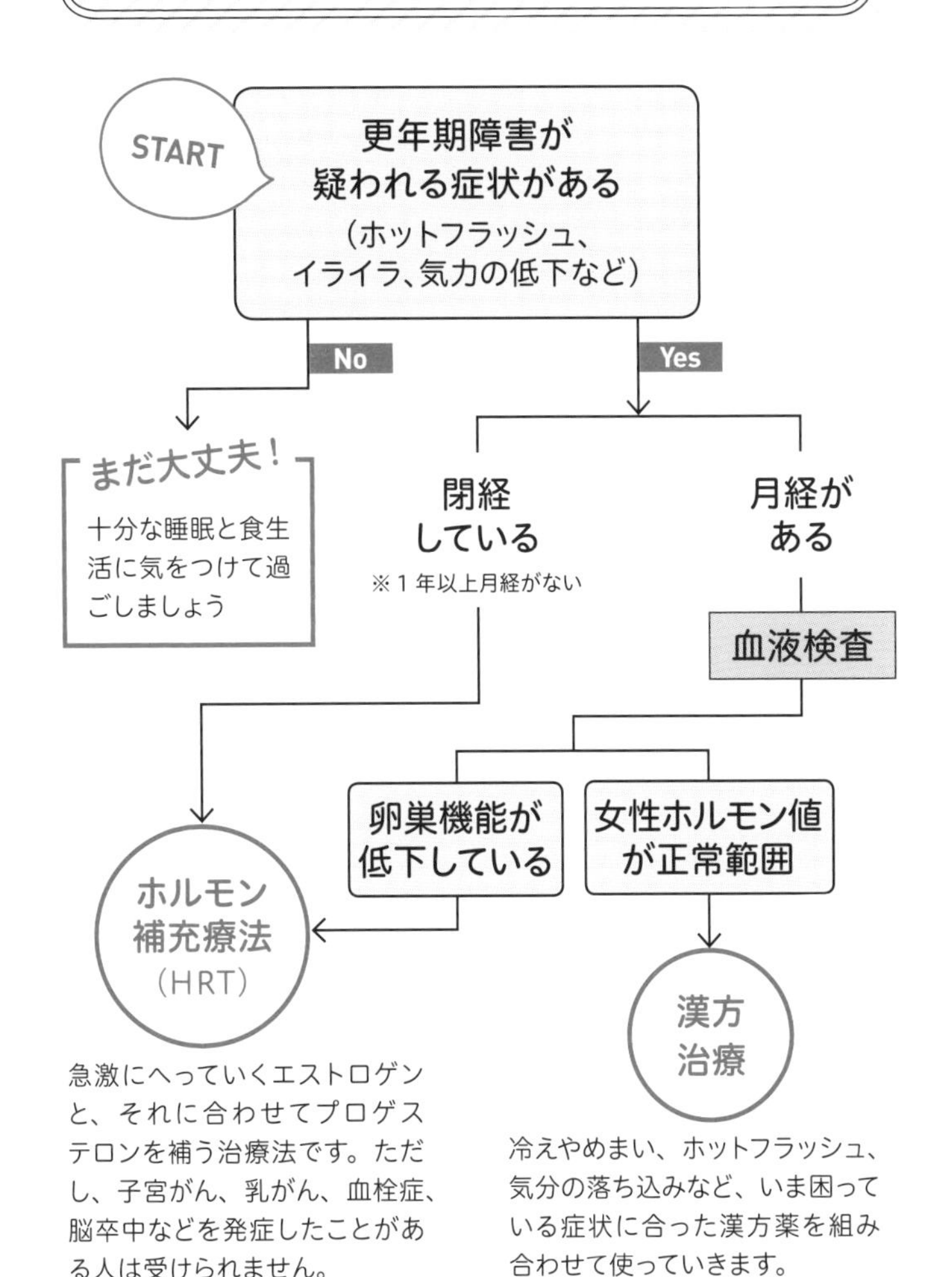

急激にへっていくエストロゲンと、それに合わせてプロゲステロンを補う治療法です。ただし、子宮がん、乳がん、血栓症、脳卒中などを発症したことがある人は受けられません。

冷えやめまい、ホットフラッシュ、気分の落ち込みなど、いま困っている症状に合った漢方薬を組み合わせて使っていきます。

婦人科では治療方針の決定に際し、次のような診察・検査が行われます。

◇**受診・問診**

初診では問診票や更年期指数（ＳＭＩ）（→P．38）の記入、医師による聞き取りが行われます。

肥満ややせ過ぎなど、気になることをまとめておくほか、月経周期・月経期間・最終月経がいつだったか、既往症、家族歴、現在服用中の薬やサプリメント、直近の健康診断の結果などをまとめて準備しておくとスムーズです。このほか、甲状腺疾患、糖尿病、肝臓病、腎臓病などの持病やその合併症もチェックします。

◇**検査**

問診により更年期障害が疑われる場合は、必要に応じて次のような検査を行います。

①内診

子宮や卵巣の状態を確認します。更年期世代は婦人科系の病気のリスクもあり、病気の早期発見にもつながります。

②血液検査

血液中の女性ホルモンの濃度を調べて、更年期に該当するかどうかをチェックします。

・E2（エストロゲン値）
・FSH（卵胞刺激ホルモン値）
・LH（黄体形成ホルモン値）
コレステロール、中性脂肪、肝機能、貧血などの基本的な数値もチェックします。

③乳がん検診

乳がんの有無を調べるため、触診やマンモグラフィ、超音波検査（エコー）などを行います。

④子宮体がん・子宮頸がん・卵巣がん・子宮筋腫・子宮内膜症を念頭に検査

女性にリスクのあるがんの有無を調べるため、超音波検査や細胞を採取して検査します。子宮筋腫や子宮内膜症の有無、卵巣の状態もチェックします。

⑤骨密度の検査

骨密度も女性ホルモンと深く関係しています。DEXA法（↓P.72）と呼ばれる検査で骨の量そのものを測定し、正常の70％以下だと骨粗しょう症と診断されます。

つらい症状の原因がエストロゲンの減少によるものだとわかれば、婦人科での治療がスタート。HRTや漢方での治療が検討されます。

HRTとは？

足りなくなった女性ホルモンを安全にチャージする「攻めの治療法」

ホットフラッシュなら約2カ月で9割程度改善！

ホルモン補充療法（ＨＲＴ）は、閉経によって減少した女性ホルモン（エストロゲン）を補う治療法。ホルモン剤を使うというと、抵抗感のある人も多いかもしれません。

しかし、実際に補充するエストロゲンは、更年期以降の健康維持に必要とされるわずかな量。月経が順調にきている年代に体が作っていた量の3分の1ほどにすぎません。また、低用量ピル（→Ｐ．１７２）と比較してもかなり少量です。**最小限のエストロゲンを補うことで、更年期以降の急激な減少のカーブをゆるやかにし、症状を緩和します。**

一般的に、のぼせ、ほてり、異常発汗、動悸など、エストロゲンの減少がダイレクトに影響を及ぼす症状なら、ＨＲＴを2カ月程度継続すると、約9割程度改善するといわれています。それほど即効性が見込める治療法なのです。

更年期症状が気になりはじめたら、ＨＲＴを視野に入れてみましょう。

HRTでおだやかに症状をやわらげる

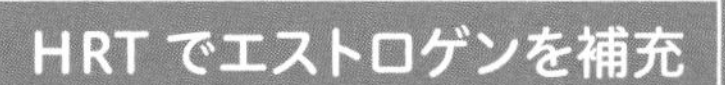

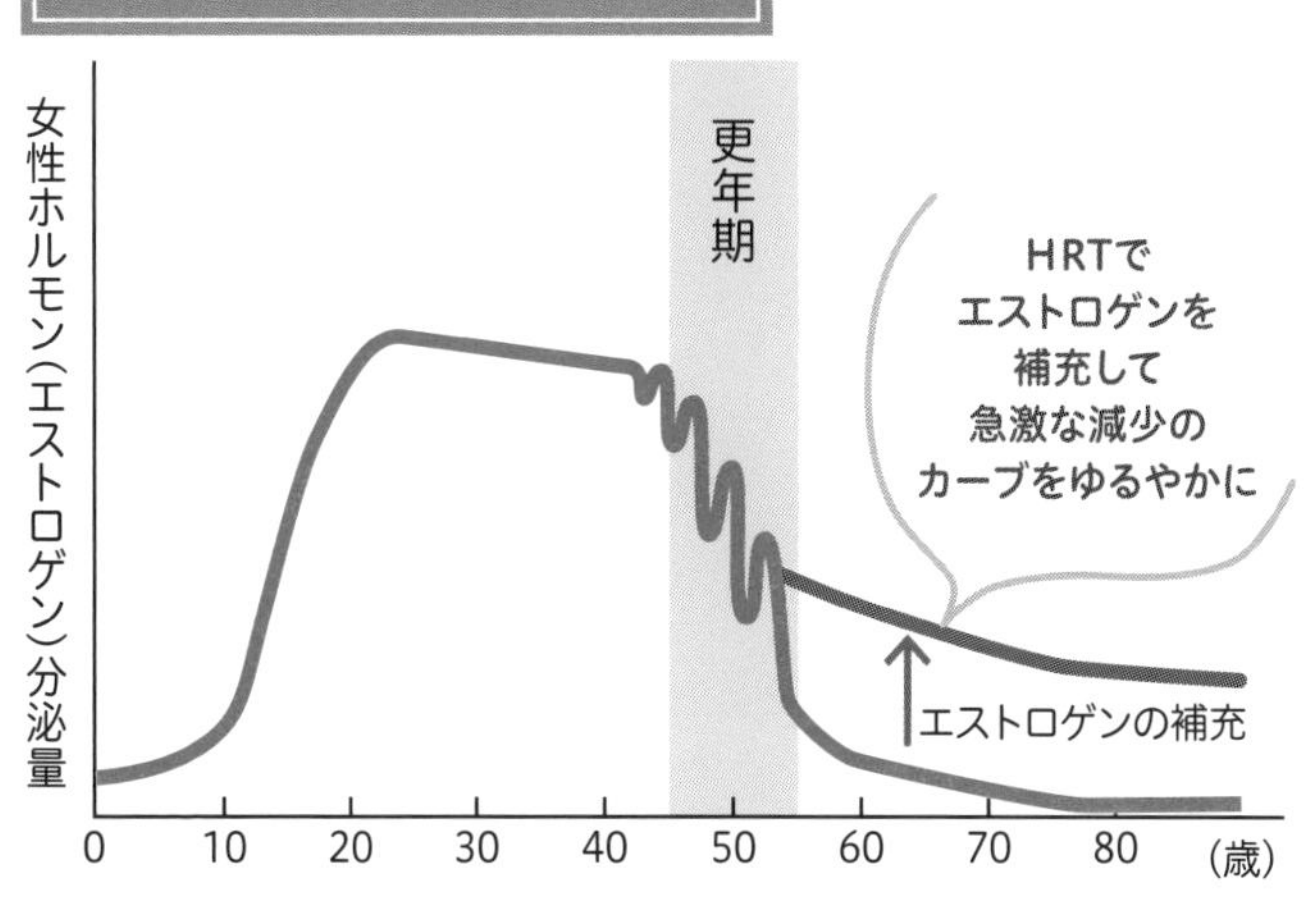

ホルモン剤の使用目的

20代 30代 40代 50代 60代

低用量ピル

避妊および月経周期を安定させて、ホルモンバランスの乱れからくる不調を改善するのが目的。

HRT

閉経前後からはHRTに切り替え。減少したホルモンを補う程度なので、ホルモンの量は低用量ピルの1/5程度で効き目はおだやか。

漢方薬

状態に合わせて処方を変えながら、女性の不調をサポート。年代を問わず使うことができます。

HRTのメリット

ホットフラッシュや骨量キープに有効。アンチエイジング効果も

ほてりを抑え、潤いを取り戻し、全身が若返る

HRTは減少したエストロゲンを補って、心身の不調を改善する治療法です。ですから、エストロゲン値の低下で引き起こされる症状には、とくに効果を発揮します。

特徴的な3つの効果は次のとおりです。

①ホットフラッシュの改善

のぼせやほてり、異常発汗などといった、いわゆるホットフラッシュは、約2カ月でほとんどが改善します。

②膣萎縮、性交痛の改善

膣粘膜の萎縮を改善し、膣粘膜に潤いを出すことで性交痛が軽減されます。

③骨粗しょう症予防

破骨細胞の働きを抑え、骨量を維持します。関節の軟骨がすりへったり、骨の変形、手

HRTで改善される更年期症状TOP3

のぼせ、ほてり、異常発汗など、ホットフラッシュの症状の改善

更年期の初期に現れる身体的な症状は、目に見えてよくなることが多いといわれています。

膣炎や性交痛の改善

膣剤を用いることで、ピンポイントにアプローチすることも可能。効き目がわかりやすい部分です。

骨粗しょう症の予防

HRTにより骨密度の低下を防ぎます。

ほかにもこんな作用があります

- 意欲の低下を回復
- 気分の落ち込みを回復
- 動脈硬化を防ぐ
- 肌の潤いを保つ
- 悪玉コレステロールをへらし善玉コレステロールをふやす

疲れにくくなりました

化粧のりがよくなった

仕事にも趣味にもやる気が出ました！

＼ 喜びの声、続々……！ ／

指の痛みや腫れ、動かしにくいなどの症状のある変形性関節症の改善にも役立ちます。

そのほか、ＨＲＴを行うことでさまざまな不調改善効果が期待できます。

◇美肌効果

お肌の状態についても、ＨＲＴのメリットを示す研究データがあります。ＨＲＴを受けている人といない人の肌をくらべると、前者のほうがコラーゲンの含有量がよい状態でキープできていることがわかりました。

コラーゲンには肌の細胞どうしを接合する働きがありますが、年齢とともに少なくなり、肌のハリが失われていきます。

そのコラーゲンの量をふやすのが、エストロゲンです。**ＨＲＴでエストロゲンを足すと、肌表面にあるコラーゲン量が戻り、肌のハリが回復します。**

◇不眠改善効果

ＨＲＴによる不眠改善効果はそこまで期待できません。しかし、夜間就寝中の発汗による中途覚醒であれば、ＨＲＴにより発汗がへり、中途覚醒も改善する可能性が高いです。ホットフラッシュが改善したことにより、寝つきがよくなったり、中途覚醒がへったりしたことなどが理由として考えられます。

◇メンタルの不調を改善・集中力の回復

更年期特有のイライラや落ち込みも、ＨＲＴで改善されます。

エストロゲンには抗うつ作用がありますが、更年期になると、エストロゲンの分泌が急減するので精神的に不安定になり、些細なことでイライラしたり憂うつになったりするのです。**ＨＲＴでエストロゲンを補充すると、感情が安定し、イライラや落ち込みが治まります。**

そのほか、心身をリラックスさせる副交感神経の働きとエストロゲンには関係があり、ＨＲＴでエストロゲンを補うと気持ちが安定し、集中力も回復します。

エストロゲンの恩恵を受けられなくなった年月をより健康的に過ごすために、ＨＲＴを上手に利用するのも一つの方法です。

生活習慣病予防にも

加齢によってかかりやすくなる生活習慣病から身を守る

骨折や歯周病を防ぎ、血管と脳を健やかに保つ

ＨＲＴには、生活習慣病を予防する効果も期待できます。

エストロゲンには骨を強くする、血管の柔軟性を保つ、ＬＤＬ（悪玉）コレステロールの増加を抑えるなどの働きがあります。閉経後はこれらの恩恵を受けられなくなるので、骨粗しょう症や動脈硬化などのリスクが高まるのですが、ＨＲＴを行うことでそうした生活習慣病の予防につながるというわけです。

◇骨粗しょう症の予防

骨は一度完成したら変化しないというイメージがありますが、実は毎日全身の一部が新しく作り替えられています。破骨細胞が骨を壊し、骨芽（こつが）細胞が新しい骨を作るというサイクルのバランスがうまく保たれていると、骨密度がキープできるのです。また、ＨＲＴを受けることで、寝たきりの原因となる骨折を防ぐ効果も報告されています。

HRTを受けることで骨折予防効果がアップ

閉経前後の骨密度の変化

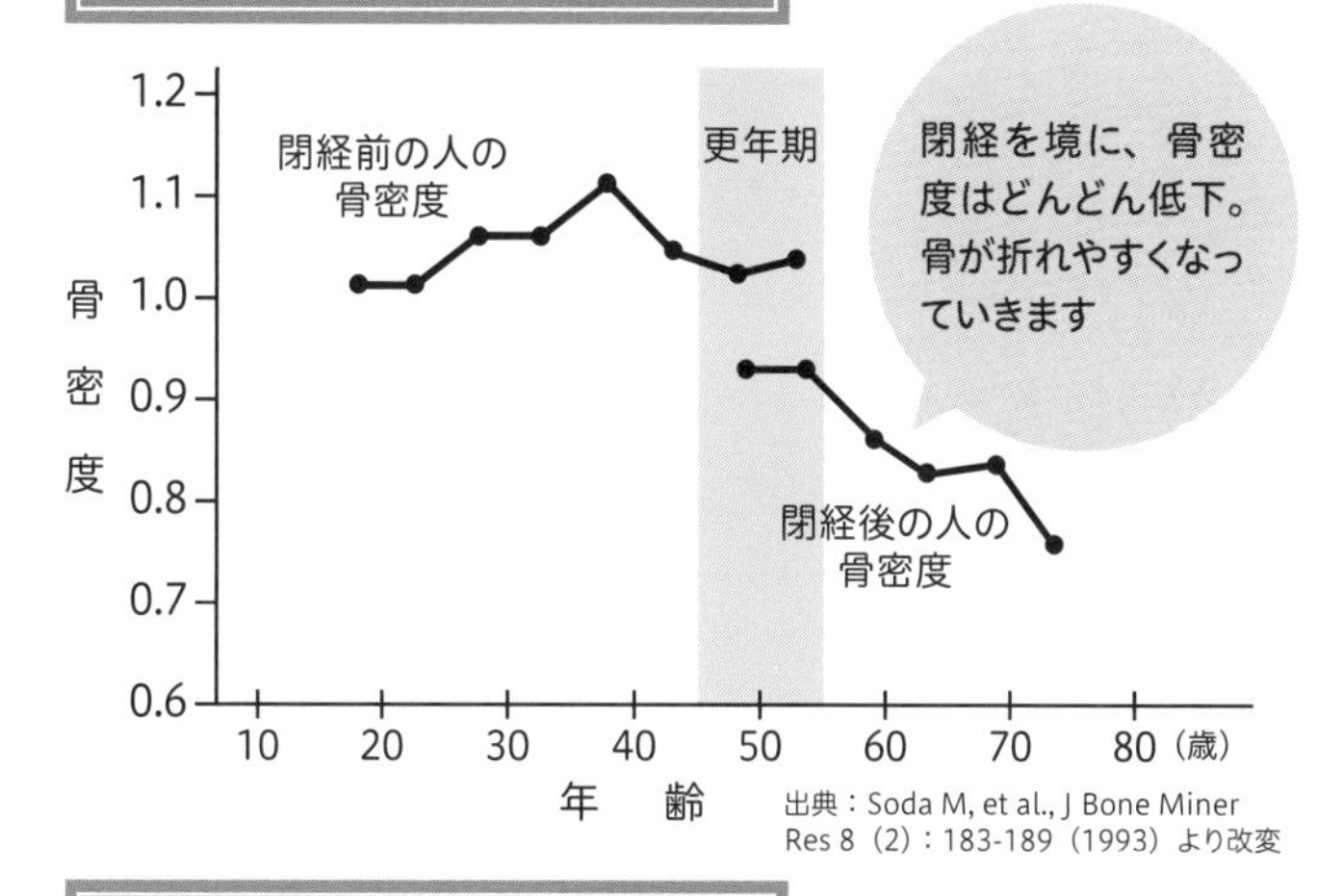

出典：Soda M, et al., J Bone Miner Res 8（2）：183-189（1993）より改変

HRTの骨折予防効果

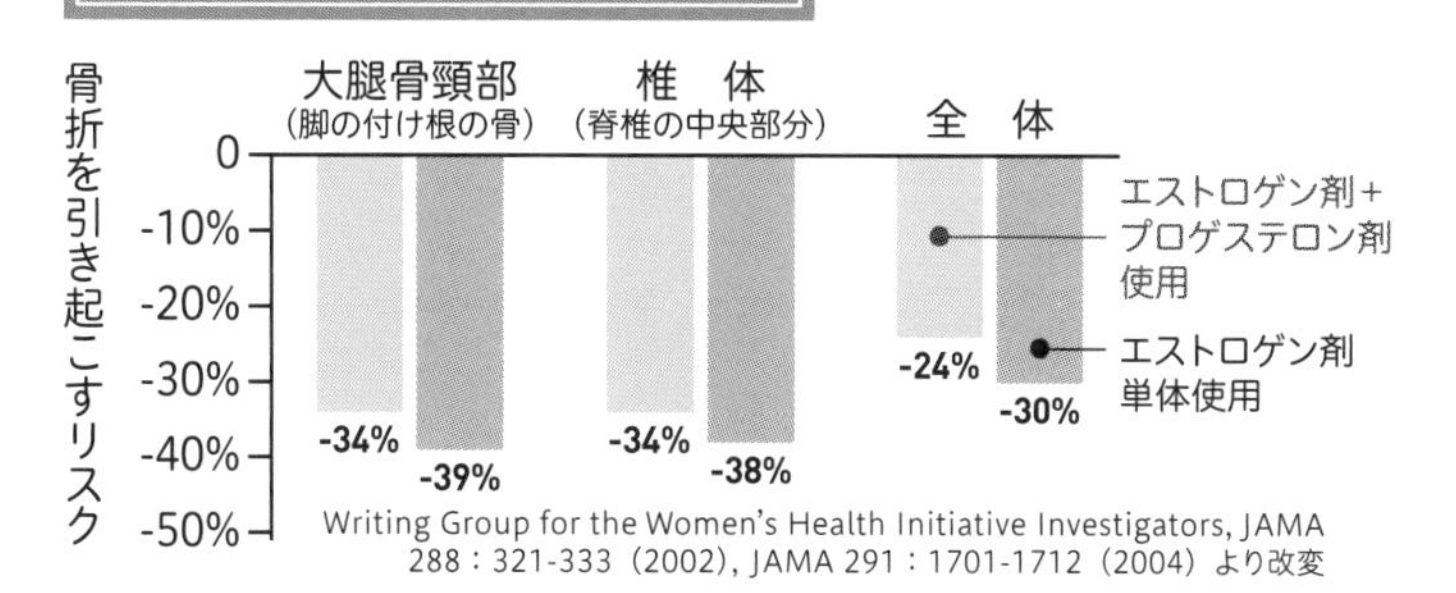

Writing Group for the Women's Health Initiative Investigators, JAMA 288：321-333（2002）, JAMA 291：1701-1712（2004）より改変

HRTにより、脚の付け根や脊椎の骨折を引き起こすリスクが低減。歩行能力を保ち、寝たきりを防ぎます。

破骨細胞の働きをコントロールしているのがエストロゲンです。エストロゲンが体内にある間は骨を壊して作るというリズムが維持できますが、更年期以降エストロゲンが減少してしまうと破骨細胞の働きが活発になり、骨密度がだんだん下がってしまいます。その結果、骨が脆くなった状態が骨粗しょう症です。

HRTを受けると、2年くらいかかりますが、骨密度をふやしていくことができます。その後も続けることで、骨量がへるスピードを抑えることができます。

◇動脈硬化の予防

エストロゲンはLDL（悪玉）コレステロールをへらし、HDL（善玉）コレステロールの働きを活性化します。

また、血管のしなやかさを保つ物質に一酸化窒素（NO）があります。NOは血管の内皮細胞から産生されます。エストロゲンは血管内皮細胞を保護してNOをふやし、血管をしなやかに保つことに役立っています。

エストロゲンの恩恵が受けられなくなる更年期以降は血管が傷つきやすくなりますが、HRTを受けることで血管のしなやかさを保てます。

そのほか、**HRTによる血圧の安定、血糖値の改善などの報告もあり、総合的に動脈硬**

化の予防につながると考えられます。

◇歯周病の予防

肌や粘膜と同様に、エストロゲンの減少によって口の中の粘膜も乾燥しやすくなります。すると、歯周病菌が増殖するリスクが高まります。「HRTによって唾液の分泌量がふえ、口の中の乾燥感が軽減した」「歯周病の改善が見られた」との報告もあります。

また、コラーゲンは歯茎を構成している成分です。更年期でエストロゲンの量がへると、コラーゲンもへってしまいます。HRTでエストロゲンの量を足すことでコラーゲンもふえ、歯茎の健康維持に役立ちます。

HRTであごの骨が強化されると、インプラントが定着しやすいとの報告もあります。

◇アルツハイマー型認知症のリスクを低下させる可能性

現在も研究が進められていますが、HRTによりアルツハイマー型認知症のリスクを低下させるとの研究報告もあります。ただし、認知機能に障害が現れてからHRTを受けても効果は期待できないとのことです。

このようにHRTには、さまざまな病気の予防効果が認められています。

HRTを
はじめる前に

事前に必ず持病や病歴をチェック

がんやほかの病気がないことを確認してから開始する

HRTを受けられるかどうかは、事前に必要な検査をし、医師と相談のうえ、慎重に検討することが大切です。

婦人科検診で子宮がんがないこと、乳がん検診で異常がないことを確認しておくことは必須です。HRTで投与する女性ホルモンが病気の進行や再発のリスクを招くため、罹患後10年以上たっている人も必ず医師に伝えてください。

なお、子宮筋腫や子宮内膜症などのある人も、HRTによって症状が進行することがありますから注意が必要です。性器から原因不明の不正出血がある人も受けられません。

また、血栓症（↓P.158）の人や既往歴のある人、狭心症や心筋梗塞、脳卒中の既往歴のある人は受けられません。肝臓病や腎臓病のある人、高血圧で降圧剤を服用している人、糖尿病でインスリン治療中の人、乳腺症のある人も細心の注意が必要です。

HRTが受けられない人・注意が必要な人

当てはまる人は医師に相談を

□ 乳がん、子宮がん、卵巣がんにかかっている。またはその疑いがある、既往歴がある

□ 子宮筋腫・子宮内膜症・子宮腺筋症にかかっている。または既往歴がある

□ 性器から不正出血がある。しかも多い

□ 血栓性の疾患にかかっている。または既往歴がある

□ 肝障害・腎障害がある

□ 狭心症や心筋梗塞、脳卒中にかかっている。または既往歴がある

□ 高血圧・糖尿病がある

□ 乳腺症がある

ほとんどの女性がHRTを受けることができますが、体の状態によってはホルモン剤を使えない可能性があります。また、現在ほかの薬を使っている人は、必ず医師に申告を。なお、妊娠の疑いがある場合は受けられません。難病のポルフィリン症の急性発作が起こったことのある場合は受けられないことがあります。

HRTの処方薬

処方薬の特徴を知って続けやすい方法を選んで

エストロゲン剤とプロゲステロン剤を組み合わせて使うのが基本

ＨＲＴの治療の主体は、医師から処方されたホルモン剤を自分で使う方法です。エストロゲン剤とプロゲステロン剤を組み合わせて使うのが一般的です。エストロゲンだけを補充すると子宮内膜が厚くなり、子宮体がんを発症するリスクが高まってしまうからです。

処方薬には経口薬（のみ薬＝錠剤）や経皮薬（貼り薬＝パッチ、塗り薬＝ジェル、座薬＝膣剤）などのタイプがあり、メインとなるエストロゲン剤、エストロゲン＋プロゲステロンの配合剤、プロゲステロン剤の3種類があります（→Ｐ．１５６〜１５７）。

更年期症状の治療を目的とする場合は、ほとんどが健康保険適用となります。診察料、検査料を別にして1カ月の薬代は１０００〜３０００円ほどです。

自分のライフスタイルや目的に応じてチョイスできる

のむ

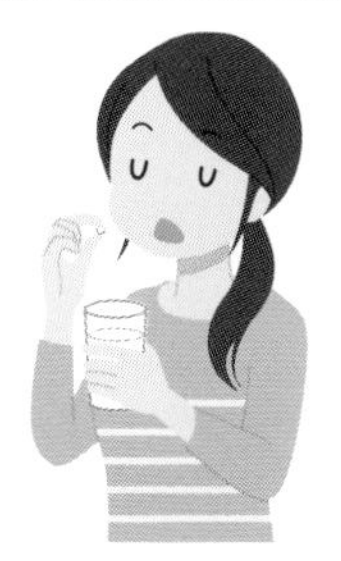

錠剤をのむタイプ。薬の増量や減量が簡単で、のむだけなので手軽。ただし、胃腸や肝臓の弱い人には不向き。

貼る

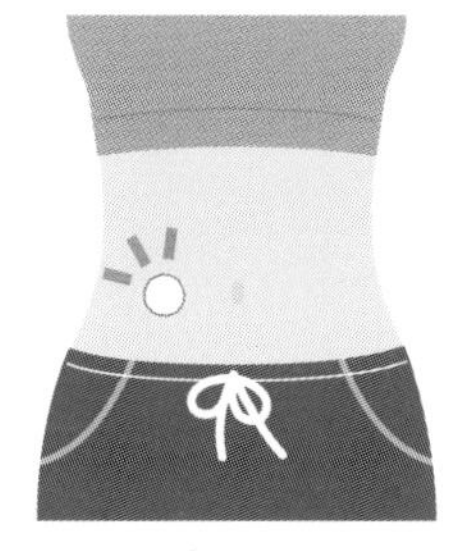

貼ることで皮膚から直接血管に吸収される。胃腸や肝臓への影響を少なくしたいときに選択されることが多い。

塗る

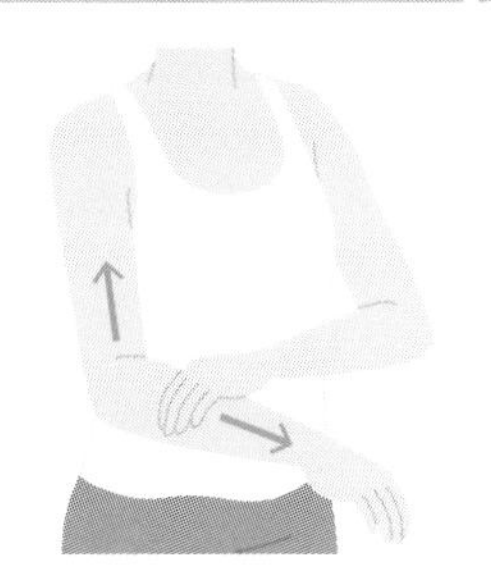

ジェルもしくはクリーム状の薬を塗ることで、皮膚から血管に吸収させる。こちらも胃腸への負担が少ないのがポイント。

入れる

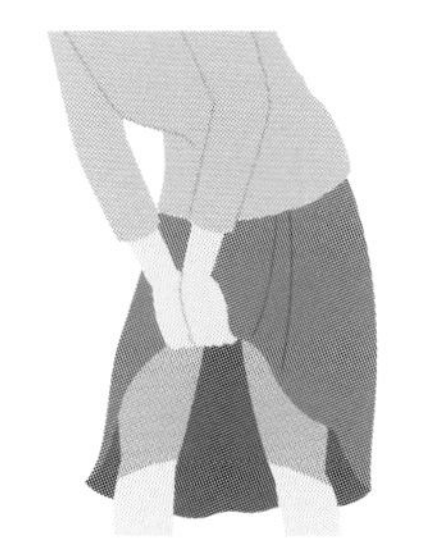

外陰部のかゆみや乾燥感、性交痛など、陰部の症状が強い場合に選択される。全身症状がない場合は、こちらがもっとも効果が高い。

HRTで使われるおもな薬

エストロゲン剤

のみ薬のほか、肌に貼るパッチ、肌に塗るジェルなどがあります。

タイプ		有効成分	製品名
経口薬	錠剤	結合型エストロゲン	プレマリン
		エストラジオール	ジュリナ ジュリナ錠
		エストリオール	エストリール、ホーリン
経皮薬	パッチ	エストラジオール	エストラーナテープ エストラーナテープ
	ジェル	エストラジオール	ル・エストロジェル、ディビゲル ディビゲル ル・エストロジェル
腟剤	錠剤	エストリオール	エストリール、ホーリンV エストリール腟錠

エストロゲン＋プロゲステロン配合剤

エストロゲンとプロゲステロン両方が含まれているので、1つの薬で済む手軽さが魅力。

タイプ		有効成分	製品名
経口薬	錠剤	エストラジオール、レボノルゲストレル	ウェールナラ
経皮薬	パッチ	エストラジオール、酢酸ノルエチステロン	メノエイドコンビパッチ 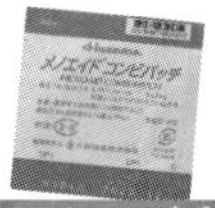 メノエイドコンビパッチ

プロゲステロン剤

エストロゲン剤による子宮体がんの発症を予防する目的で使われます。

タイプ	有効成分	製品名
錠剤	メドロキシプロゲステロン酢酸エステル	プロベラ、ネルフィン、プロゲストン、メドキロン、ヒスロン 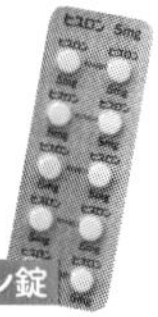 ヒスロン錠
	ジドロゲステロン	デュファストン 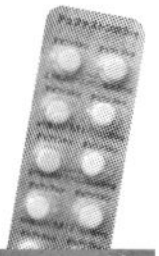 デュファストン錠
子宮内に装着	レボノルゲストレル	ミレーナ

薬の上手な選び方

血栓症を防ぎながら安全に続ける

手軽なオールインワンのパッチがおすすめ

ＨＲＴで使う薬の種類や量は、**年齢や症状、月経の有無、子宮の有無（手術で子宮を摘出した場合）、閉経しているかどうか、閉経後の年数、持病やこれまでにかかった病気などを考慮して決められます。**

それぞれの処方薬の特徴として、次のようなことが確認されています。

経口薬の場合、口から食道、胃を通って腸へと移行し、その後肝臓に到達してから血液中へと取り込まれます。この過程で少なからず分解される成分もあるため、取り込まれる女性ホルモン濃度がやや低下する可能性もあります。

さらに、肝臓で分解される際にできる代謝物質が、ＨＲＴの副作用とされる血栓症の原因となる可能性も否定できません。

血栓症とは、血液中に起こるさまざまな原因（肥満や喫煙、下半身の血流の停滞、脂質異常症、糖尿病、動脈硬化などの慢性病）によって作られた血栓（血液の塊）が、血管を詰まらせたり、血流に乗って別の部位（脳や心臓）に運ばれたりして、臓器障害を引き起こす病気です。

HRTによってエストロゲンが肝臓で分解されるときに、血液を固める物質が作られやすくなるため、血栓症のリスクが高まるのです。

この場合、**肝臓を通過させずに経皮吸収できるパッチやジェルなどの貼り薬や塗り薬を選ぶことで、血栓症のリスクを下げられる**ことがわかっています。これらは成分が皮膚から吸収され、直接血管に運ばれて全身に到達し、薬剤が肝臓で分解されないため、経口薬にくらべて肝臓への負担が少ないのです。

ただし、経口薬の血栓症のリスクについては、50代の女性1000人が使用すると1・1人程度の割合で発症し、60歳代では1000人に1・6人程度の割合で発症します。よって、肥満や喫煙、慢性病などのない血栓症のリスクが低い人が使う分には問題はないと考えられます。このように、エストロゲン剤には選択肢がありますが、プロゲステロン剤は基本的に経口薬です。

経口薬やジェルは通常1日1回の使用、パッチは2～3日に1回貼り替えるのが一般的です。正しい使い方を確認し、安全に続けていきましょう。

とはいえ、経皮薬は皮膚の弱い人にとってはかゆみやかぶれなどの炎症が起こりやすく、はがれやすいのも難点です。

パッチの場合は2~3日貼りっぱなしになるため、頻繁にはがれると薬剤の成分の吸収にバラつきが生じ、不正出血がふえてしまうケースもあります。このようなときは、塗るジェルタイプや経口薬などに変更する必要があります。

薬は使い忘れを防ぐため、一日のうち、毎日同じ時間に使用するようにしましょう。もしその時間に忘れた場合は、気づいた時点ですぐに使うようにしてください。

もし使い忘れに気づいたのが次回のタイミングに近いときは、忘れた回の分は使わず（1回飛ばす）、次回のタイミングで決められた用量を使うようにします。

使い忘れたからといって、一度に2回分の薬を使うのは絶対にやめましょう。2回分を使用したからといって2倍の効果が期待できるわけではなく、逆に副作用の症状が出るリスクが高まってしまいます。

おもな処方例を次に紹介しておきますが、更年期障害の治療でもっとも大切なのは、継続できるかどうかです。主治医と相談のうえ、ご自身のライフスタイルに合ったベストな方法を見つけてください。

【処方例1】エストロゲン+プロゲステロン配合剤（メノエイドコンビパッチ）
【処方例2】エストロゲン剤（エストラーナテープ）+プロゲステロン剤
【処方例3】エストロゲン剤（ジュリナ錠）+プロゲステロン剤
【処方例4】エストロゲン剤（エストリール膣錠）+プロゲステロン剤
【処方例5】エストロゲン剤（ディビゲル）+プロゲステロン剤
【処方例6】エストロゲン剤（ル・エストロジェル）+プロゲステロン剤

なお、HRTの薬とほかの薬を併用したい場合は、必ず医師に相談してください。たいていの薬は併用可能で、漢方薬やメンタル系の薬を組み合わせることもよくあります。**薬の種類や量を変えたりするなど、治療をしながらアップデートしていくことも可能**です。いずれにしても医師に確認のうえ、使用するようにしてください。

ちなみに、子宮筋腫などで子宮を摘出した人は、子宮体がんのリスクがないため、エストロゲン剤を単独で使用します。

使い方のパターン

出血のコントロールで選ぶ2つの投与法

閉経後1年以上なら持続的併用投与法が続けやすい

薬の投与法にはおもに、Ⓐ休薬しない方法（持続的併用投与法）と、Ⓑ休薬する方法（周期的併用投与法）の2つがあります。

更年期の不快症状をやわらげてくれるエストロゲンですが、エストロゲンには子宮内膜を増殖させる働きがあり、単独で用いると子宮体がんを発症しやすくなります。そこで必要になってくるのが、プロゲステロン剤です。人工的に子宮内膜の増殖を抑制し、子宮内膜を掃除することにより、子宮体がんのリスクを軽減させるのです。

投与法の違いは、このプロゲステロンの補充方法にあります。

一般的に、閉経後1年以上経過した人にはⒶが、閉経前〜閉経後1年以内の人にはⒷがすすめられます。これは、HRTの一般的な副作用である不正出血（月経以外に性器から出血すること）のコントロールを主眼にしています。

投与方法はおもに2つ

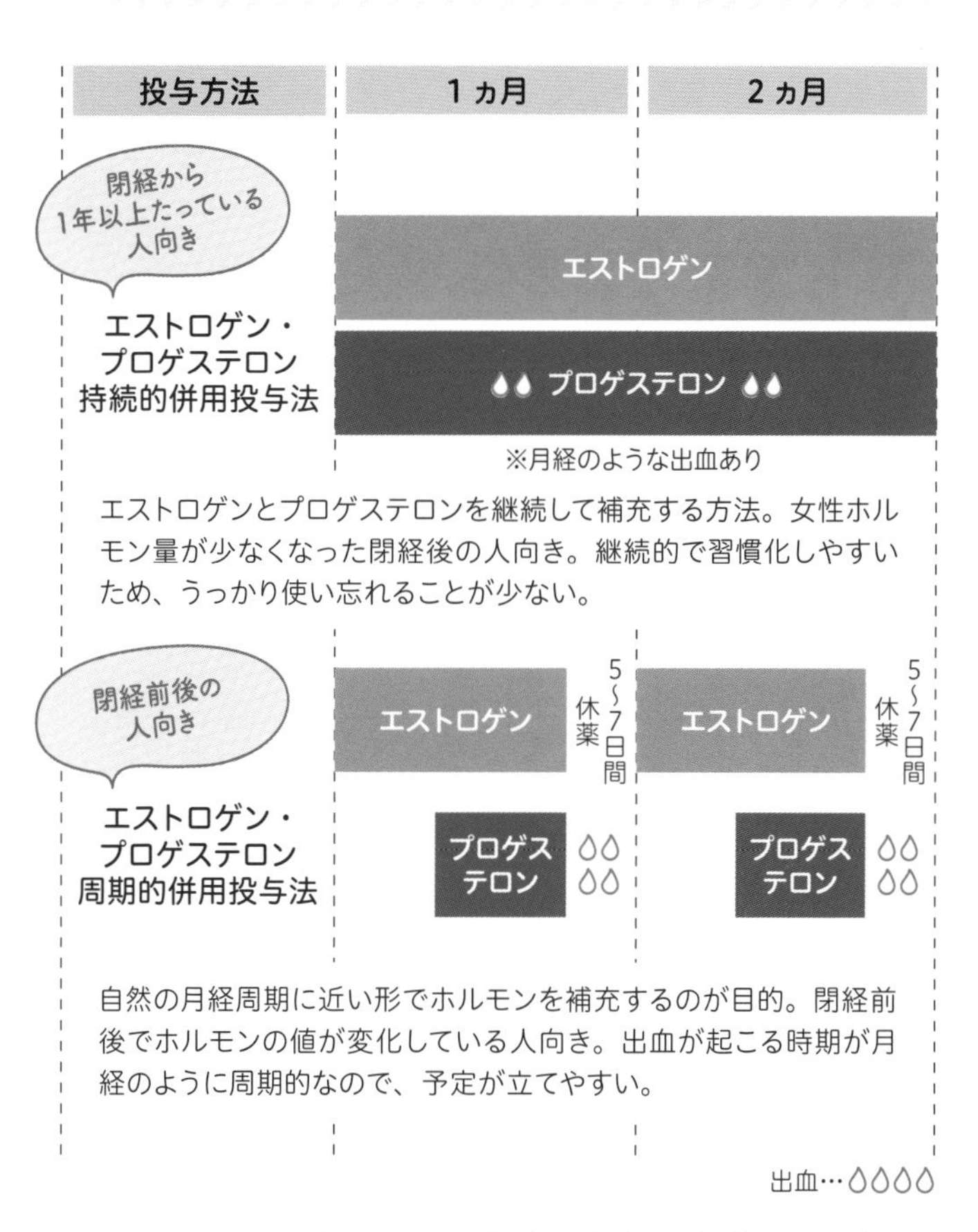

HRTのメインとなる薬はエストロゲン剤ですが、子宮がある人は単体で使うと子宮体がんを発症するリスクがあります。そのため、リスクを抑えるためにプロゲステロン剤を併用していきます。

Ⓐ持続的併用投与法

エストロゲン剤とプロゲステロン剤を同時に、毎日連続して併用する方法です。休薬期間は設けません。人工的にたまった子宮内膜があふれてきた状態になると、半年程度は予定外の出血が見られますが、次第になくなっていきますから心配はいりません。

使い方が簡便で使い忘れなどが少なく、管理がしやすいのが特徴です。持続してプロゲステロンが補充されますから、子宮体がんの予防効果が高いのがメリットです。

閉経後1年以上経過した人にすすめられます。

Ⓑ周期的併用投与法

月の前半（10～12日間）はエストロゲン剤を毎日単独で使い、月の後半（10～12日間）はエストロゲン剤に加えてプロゲステロン剤を併用します。その後、5～7日間休薬するという方法です。**閉経前～閉経から1年以内の場合にすすめられます。**

エストロゲン剤に加えてプロゲステロン剤を一定期間だけ使用することで定期的に出血を起こし、予定外の出血を起こさない方法です。

休薬期間を設けることで毎月、数日間月経のような出血が起こり、子宮内膜の増殖を防いで子宮体がんを予防します。

エストロゲン剤を単独で投与する期間は子宮内膜が少し増殖し、後半はプロゲステロン剤がその増殖した子宮内膜を保ちます。そしてプロゲステロン剤をのみ終わり、休薬期間に入るころ、月経のような出血が見られます。休薬期間をおくことで体内のホルモン量が急激に減少しますが、それによって子宮は子宮内膜を保つことができなくなり、出血が起こるのです。これは、本来のホルモンの分泌に近い投与法で、出血を定期的に起こすために用いられます。

閉経前後の時期は、卵巣機能が低下しているとはいえ、まだ卵巣から少量のホルモンが分泌されており、子宮内膜もホルモン剤に敏感に反応します。この時期にHRTをはじめてホルモン剤による刺激を与え続けると、子宮内膜を保つことができなくなり、断続的に、不定期に不正出血が起こります。この出血は突然はじまったり、だらだらと数週間続いたりと、不確定でコントロールすることができません。こういった「いつ出血するか想定できない」という煩わしさから、HRTを中断する人も少なくないのです。

ちなみに、性器から出血するとはいえ、実際に排卵があっての月経とは違い、体内のホルモン環境を人工的に月経に近い状態に維持している状態なので、閉経後であれば妊娠の可能性はありません。

HRTのはじめ方

エストロゲンの中断期間をHRTで短縮させる

開始のベストタイミングは閉経前後

ＨＲＴをはじめるベストタイミングは、ズバリ、閉経前か閉経後早期です。エストロゲンが急減するこの時期は、不調を強く感じやすく、またＨＲＴの治療効果が得られやすいからです。

さらに、早期にはじめるメリットとしては、動脈硬化の予防があげられます。エストロゲンには動脈硬化を防ぐ働きがあり、閉経してエストロゲンが減少すると、動脈硬化が起こりやすくなることは前述のとおりです。

閉経前や閉経後、すぐにＨＲＴを開始し、エストロゲン量の維持が中断される期間を短縮させることで、動脈硬化を予防し、血管を柔軟に保ち、骨粗しょう症を防ぐこともできます。皮膚の萎縮を防いで美肌を保つなど、アンチエイジング効果も期待できます。

一般的には、閉経後5年以内にＨＲＴをはじめることが推奨されています。

まだ閉経していなくても、月経周期が不規則になってきていて、さらに更年期症状があり、ＦＳＨ（↓Ｐ．46）の値が上昇していたら、治療のためにＨＲＴを開始しても問題はありません。更年期のエストロゲンの濃度はアップダウンするため、エストロゲンが減少していなくてもＦＳＨの値が上昇していれば、ＨＲＴをスタートします。

ただし、少ないながらもまだ自前のエストロゲンが卵巣から分泌されているため、ＨＲＴによって追加されたエストロゲンとの相互作用で思わぬ出血が起こりやすくなることがあります。

一方、閉経後、10年以上経過してからはじめるリスクとして、海外での研究報告があります。**60歳以上、または閉経後10年以上経過してＨＲＴを開始すると、狭心症や心筋梗塞などのリスクがふえるおそれがある**と指摘されているのです。

ただし、事前の検査で動脈硬化や血栓症のリスクが低かった場合は、閉経後10年以上経過していても医師の判断に基づいてＨＲＴをはじめられることがあります。

ＨＲＴは年齢、症状、月経の有無、閉経後の年数、子宮の有無、ライフスタイルなど、その人の状態に応じた投与方法を選べます。医師と相談しながら最適な方法を見つけてください。

HRTの
安全な続け方

定期的な検診と健康管理で一生続けられる

症状により中断も再開も可能

ＨＲＴを継続していく場合は、以下のような流れになります。

①経過観察

症状の変化や副作用の有無などを医師が確認。必要に応じて薬の種類を変えたり、投与スケジュールを見直したりします。

②定期的に検査を受けながら継続

乳がんと子宮がんの検査をはじめとする、定期的な検診を毎年1回必ず受けます。体や症状の変化に合わせて薬の量や種類、投与方法やスケジュールを見直します。

③継続か中止かの判断

つらい症状がなくなり、これ以上ＨＲＴの必要はないと思えば、そこで治療を中止してもよいでしょう。

ＨＲＴをはじめると、たいていは数カ月で症状が改善されますので、そこで治療をやめてもＯＫ。様子を見ながら、もしまた不調が現れたらＨＲＴを再開することもできます。続けてみて自分に合わないと思ったときも、医師と相談のうえ、いつでもやめることができます。ＨＲＴから漢方治療に切り替えるという方法もあります。

また、年齢が進むにつれ、体がエストロゲンの少ない状態に慣れてくると、症状も落ち着くことが多いため、そのタイミングでやめるのもＯＫです。

ところで、「ＨＲＴの使用期間は5年まで」といわれることもあるようです。5年以上の継続使用で乳がんのリスクがわずかに上がるといわれていますが（→Ｐ．１７０）、そもそも更年期は生活習慣病や子宮体がんにかかりやすくなる時期でもあります。

ＨＲＴで安定した体調を生涯にわたってキープしたい場合は、経過観察と定期的な検診できちんと健康管理をしながら、一生続けることも可能なのです。

また近年、ＨＲＴの動脈硬化や狭心症、心筋梗塞などの予防効果は、ＨＲＴを開始して5年以上経過してから効果が得られることがわかってきました。

治療期間を長くすることで得られるこうしたメリットも考慮しながら、中断や再開、継続するかどうかについては、必ず医師と相談のうえ、決めるようにしてください。

HRTの副作用とがんのリスク

最新研究からわかったがんとの相関性

定期的な婦人科検診でがんに備える

HRTの副作用として、不正出血、乳房の張りや痛み、腹部の張り、頭痛などがあります。これらは通常、HRTを継続するうちに次第に治まってきますが、投与方法や投与量を調整することで軽減することもできますので、医師に相談するとよいでしょう。

HRTを続けるにあたり、気になるのが乳がんや子宮体がん、卵巣がんなどのリスクです。結論からいうと、HRTを受けた場合の乳がんの発症リスクは、1000人に1人以下程度の増加という検証結果が発表されています。HRTを受けていない場合、1年で1000人中3人に乳がんが発症したのに対し、HRTを1年受けた場合、1000人中3・8人に乳がんがふえたというデータがあるのです。しかしこれは、アルコール摂取や肥満、喫煙などの生活習慣に関連した要因によるリスク上昇と同等か、それ以下というレベルです。また、そのほかの研究報告も合わせて検証した結果、HRTのガイドラインではエストロゲン＋プロゲステロン併用法の場合、5年未満では乳がんのリスクは有意に上昇しないと結論づけられています。

子宮体がんについては、プロゲステロン剤を併用して子宮内膜を保護することにより、周期的併用投与法の場合、5年までの使用においてリスクの上昇は認められていません。

また、持続的併用投与法の場合、子宮体がんのリスクを上昇させない、つまり、予防効果があることが結論づけられています。

なお、子宮頸がんについては、がんのできる部位によって関連性が分かれ、扁平上皮（へんぺいじょうひ）がんについては関連性は認められていませんでしたが、腺がんについては、HRTを5年以上続けることでリスクが上昇する可能性があるという見解があります。

卵巣がんのリスクについては、HRTの継続期間が長いほど、上昇の可能性があるとされていますが、1000人中1人程度の割合との報告があります。

なお、がんの遺伝リスクには注意が必要です。年1回の定期的ながん検診を受けるとともに、母親や祖母、姉妹などの近親者に婦人科系のがんにかかった人がいる場合は、もともと遺伝リスクが高い可能性があります。医師と相談のうえ、HRTの開始や継続については慎重に検討してください。

HRTを安心・安全に続けるためには

開始後のマイナートラブル

不規則な性器出血や腹部・乳房の張り、むくみなどを感じることがあります。しかし、ほとんどは続けていくうちに気にならなくなります。続く場合は、薬を変えると治まることもあります。

不規則な性器出血	腹部の張り
乳房の張り	むくみ

続けることで考えられるリスク

血栓症

肥満のある人や高齢の人では、HRTをはじめたことで少しふえるといわれています。

脳卒中

高血圧のある人は少しふえるといわれています。また、薬に含まれるエストロゲン量が多い場合も、リスクが少し高くなります。

心筋梗塞

HRT をはじめた時期が 60 歳未満かつ閉経後 10 年以内であれば、リスクがふえたというデータはありません。

乳がん

エストロゲンとプロゲステロンを併用した HRT で、乳がんのリスクがわずかにふえたという海外のデータがあります。ただし、そのリスクは生活習慣によるリスクと同等か、それ以下だということがわかってきました。

HRT を受けているかいないかにかかわらず、最近は女性の乳がんがふえてきています。定期的に検診を受けることが大切です。

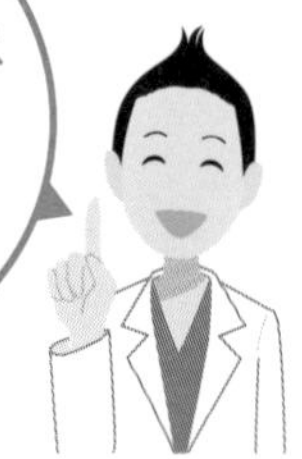

低用量ピルについて

更年期治療には低用量ピルを使わないのが原則

50歳以降はHRTに切り替えよう

低用量ピル（＝低用量経口避妊薬／OC：Oral Contraceptives）は、排卵を抑制し、子宮内膜を着床しにくい状態にして、避妊効果を促す避妊薬です。婦人科では、月経不順や月経困難症などの月経トラブル、PMS（月経前症候群）、PMDD（月経前不快気分障害）などに対し、低用量ピルと同じ成分の薬剤LEP（レップ）（低用量エストロゲン・プロゲステロン配合剤）が治療に使われ、低用量ピルとは区別されます。

低用量ピルはエストロゲンとプロゲステロンを含み、月経のある女性に使われます。低用量とはいえ、それは避妊薬の中でのレベルで、OCで補うエストロゲン量は、HRTの標準量の約5〜6倍（50μg）にもなり、40歳以上にとっては多過ぎます。また、**40歳以降の人が内服を開始することは血栓症のリスクが高いためおすすめできず、更年期障害の治療としては一般的には使われません。**

さらに、OCとHRTでは、エストロゲンとプロゲステロンの比率が異なります。OCはプロゲステロンが中心ですが、HRTはエストロゲンが中心です。そのため更年期症状の治療には、ピルをのむよりもHRTを受けたほうが効果的です。

またOCは、HRTよりも6倍以上もホルモン活性が高く、年齢が上がるにつれて血栓症が起こるリスクが高くなります。そのため、更年期に差しかかった45歳から50歳くらいでHRTに切り替えることが推奨されています。

血栓症のリスクが低いと判断できる方は50歳まで、もしくは閉経まで使い続けることが可能です。

なお、OCを使っている人は薬によって月経をコントロールしているため、閉経時期がはっきりしません。40代後半になったら休薬期間に血液検査を受け、自分のホルモン値を確認するとよいでしょう。

検査の結果、卵巣の働きが低下している数値であれば、HRTに切り替えることを医師と相談してください。

HRTは低用量ピルよりもおだやかに働く

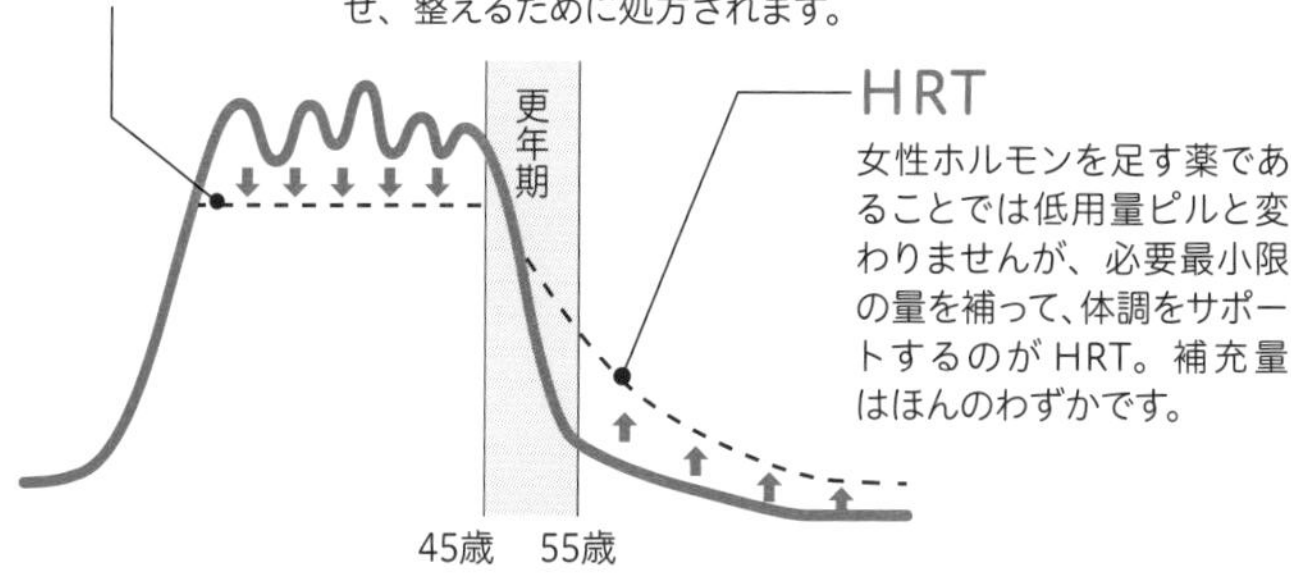

低用量ピルとHRTの違い

	低用量ピル	HRT（ホルモン補充療法）
使用する薬	エストロゲン＋プロゲステロン配合剤	エストロゲン剤＋プロゲステロン剤
対象とする人	月経のある女性、閉経前の女性	エストロゲン量が減少した女性、閉経後の女性
使用する目的	避妊、月経困難症、子宮内膜症の治療、PMS、PMDDの改善など	更年期の不調の改善、閉経後のエストロゲン減少による骨粗しょう症などの治療
作用	排卵を抑制すると同時に、薄い子宮内膜しか準備されなくなり、月経が軽くなる。2つの女性ホルモンの日ごとの変化が少なくなるので、不調が改善する	加齢によって不足したエストロゲンをほんの少し補うことで、更年期症状をおだやかにする
補うエストロゲン量	50μg（HRTの約5～6倍）	閉経前のエストロゲン量の1/4～1/2以下
薬剤の形状	錠剤	錠剤、パッチ、ジェル、腟剤

その他の治療法

閉経前なら避妊システムを子宮内に入れる方法も

最長5年装着できるミレーナ

更年期障害の治療の一つとして、「ＩＵＳ（Intrauterine System）」という避妊用器具を活用することができます。製品名を「ミレーナ」といい、２㎝ほどの小さな器具です。

ミレーナを子宮内に入れると、付加されているプロゲステロンが少しずつ放出されることで子宮内膜が薄い状態に保たれ、避妊が可能である一方で、過多月経や月経困難症の症状の緩和に役立つため、過多月経、月経困難症においては保険適用となります。月経が順調なころにミレーナを入れておくと、月経痛は軽減し、月経の出血量がへらせます。また、子宮内膜の増殖を抑えるため、子宮体がんのリスクも低減できます。

ミレーナは婦人科で医師が装着します。

最初に子宮の位置やサイズ、骨盤内の臓器の状態などを検査し、妊娠していないこと、性感染症にかかっていないことを確認します。

次に子宮の入り口を消毒してから、細く柔らかいプラスチック製のチューブを使って、ミレーナを子宮内に挿入します。

挿入後は、定期的に受診してミレーナの位置の確認をする必要があります。

日本ではミレーナは、はじめは避妊目的としてのみ、自費診療で用いられてきましたが、過多月経、月経困難症の治療法として保険適用もされているミレーナを装着していると、プロゲステロンが子宮内にあるので、HRTのプロゲステロン剤として利用することも可能です。

月経が順調にきている年代からミレーナを入れておくと、更年期の症状が出てきた場合に、エストロゲンだけを貼り薬や塗り薬で補えばよいので、簡便で継続しやすいといえます。

また、一度ミレーナを装着すれば、閉経まで最長5年間効果を発揮します。

更年期の漢方治療

体質に合わせてメンタルの不調をおだやかに改善する漢方治療

多様な症状をやわらげ、HRTと併用できる

産婦人科医の実に97%以上が治療に漢方薬を用いているというデータもあり、漢方治療はHRTと並ぶ主力の治療法です。

HRTはエストロゲンが足りなくなることによる不調に効果を発揮しますが、漢方の得意分野はイライラやうつ状態、倦怠感、頭痛、夜間の中途覚醒といった幅広い不定愁訴（ふていしゅうそ）やメンタルの不調です。

漢方薬には、「生薬（しょうやく）」という自然界にある植物や鉱物などに含まれる薬効成分が複数配合されています。そのため、1種類の漢方薬でもさまざまな症状に効くのです。

HRTと組み合わせて使うことも可能です。たとえば、おもにホットフラッシュに悩んでいる人にはまずHRTを使い、その後もまだほかの症状が残っている場合は漢方薬で補います。

漢方薬は、私たちになじみのある西洋薬とは違う考え方のもとに処方されます。

そもそも漢方では、心身の不調を「気(き)・血(けつ)・水(すい)のバランスが崩れた状態」ととらえています。「気」とは目に見えないけれど、体の中を一定のペースでめぐっている生命エネルギーのこと。「血」はいわゆる血液で、全身をめぐりながら栄養分や酸素を送る働きがあります。そして「水」は血液以外の水分のことで、津液(しんえき)とも呼ばれ全身を潤しています。

さらに漢方では、生殖能力や体内の余分なものを排泄する器官のことを「腎(じん)」と呼びます。また、腎は生命力や若々しさも意味します。

女性ホルモンが減少する更年期は、気と血が不足したり、めぐりが悪くなったりします。さらに腎の働きも低下するため、さまざまな不調が現れると考えられているのです。

このような漢方独自の観点からみた体質のことを「証(しょう)」といいます。

証には、体力のある「実証(じっしょう)」、体力がない「虚証(きょしょう)」、その中間の「中間証(ちゅうかんしょう)」に分けられます。漢方ではその人の体質に合った薬を選ぶことがとても重要で、漢方の専門医は、患者さんの証を細かく見極めて薬を処方します。

大まかな体質を把握する程度ならセルフチェックでもできますから、自分のタイプを知っておくとよいでしょう（↓P．180）。

漢方薬を選ぶ前に自分のタイプをチェック

漢方では、心身に不調が現れたときは「気・血・水」のバランスが崩れていると考えます。また、ホルモンバランスや生殖器、泌尿器のことを「腎（じん）」と呼びますが、更年期ではこの働きが低下します。

気（き）
体の中をめぐっている生命エネルギー

血（けつ）
栄養分や酸素を送る血液

水（すい）
全身を潤す血液以外の水分

あなたのタイプはどっち？

「実証（じっしょう）」タイプ

- □ 体力はあるほうだ
- □ 体型はがっちり
- □ 冷たいものが好き
- □ 胃腸は丈夫だ
- □ 便秘をしやすい

「虚証（きょしょう）」タイプ

- □ すぐ疲れが出るほうだ
- □ 筋肉が少ない
- □ 冷え症で寒がり
- □ 胃腸が弱い
- □ 下痢をしやすい

多く当てはまるほうがあなたのタイプ。どちらも同じくらいという人は「中間証」といい、もっとも理想的とされています。

更年期症状に効く代表的な漢方薬が「加味逍遙散（かみしょうようさん）」です。「逍遙」は「うろうろ歩き回る」という意味で、その名のとおり更年期の移ろい変わる症状に対して有効な薬です。使ってみた人全体の約74％が効果を感じているという報告もあり、更年期症状に対しては効果がある可能性がいちばん高いでしょう。迷ったらこの薬を試してみるのもいいかもしれません。

加味逍遙散は、とくに体質が虚弱で精神不安がある人に適しています。また、めまい、夜間の中途覚醒のほか、イライラ、落ち込み、不安といったメンタルの症状、冷え症などにも効果を発揮します。

「桂枝茯苓丸（けいしぶくりょうがん）」の得意分野は、頭痛やのぼせ、ほてりで、約70％の改善率が報告されています。子宮筋腫に対して12カ月程度使い続けると、筋腫の体積が2割ほどへったというデータもあります。

「当帰芍薬散（とうきしゃくやくさん）」は、めまい・立ちくらみ、頭重、肩こり、腰痛、足腰の冷えなどの更年期症状を改善させることで有名です。こちらは約65％の人に効果があったと報告されています。

また、漢方薬どうしを組み合わせて使うこともあります。たとえば、更年期の症状全般に加味逍遙散を使い、さらにやる気が出ないという人に補剤という形でほかの漢方薬を使ったりします。

そのほかにも体質を整え、更年期の症状の改善に役立つ漢方薬は各種ありますので、症状に合わせて選ぶとよいでしょう。

◇漢方薬ののみ方

ＨＲＴが比較的短期間に効果を感じられるのに対し、漢方薬は8週間から12週間は続けてみないと効き目を実感しにくいものです。また、漢方薬は食前・食間の空腹時にのむのが基本です。

◇漢方薬は健康保険適用

ＨＲＴの薬と違い、漢方薬は医師の処方箋がなくても入手できます。漢方薬局のほか、ドラッグストアでも購入できるので、こちらを利用してもよいでしょう。

とはいえ、日本は漢方を国が認めた治療法として採用している世界でも珍しい国です。医療用の漢方薬は、健康保険適用の薬としてすでに40年以上の歴史があるので、健康保険適用の漢方薬をおすすめします。なぜなら、漢方薬はある程度長くのみ続けて効果を発揮するものなので、続けられなければあまり意味がないからです。

更年期症状に効果のある さまざまな漢方薬

かみしょうようさん **加味逍遙散** 体質が虚弱で疲れやすく、精神不安がある人に。	けいしぶくりょうがん **桂枝茯苓丸** 頭痛やめまい、のぼせ、肩こりの軽減に。	とうきしゃくやくさん **当帰芍薬散** 体力がなく、冷え症で疲れやすい人の不調に。
とうかくじょうきとう **桃核承気湯** 強いのぼせやイライラ、頑固な便秘、肩こりをやわらげる。	よくかんさん **抑肝散** 更年期のイライラや怒りっぽさを抑え、不眠を改善。	かんばくたいそうとう **甘麦大棗湯** 心の不安や興奮状態を鎮めて、リラックスさせる。
にょしんさん **女神散** のぼせやめまいに用いられ、ホットフラッシュの軽減に役立つ。	うんせいいん **温清飲** 血行を促し、皮膚の乾燥を防いで手足のほてりを鎮める。	さいこかりゅうこつぼれいとう **柴胡加竜骨牡蛎湯** 精神的に不安定で、抑うつ感が強い人の症状を緩和する。
かみきひとう **加味帰脾湯** 体力がなく、血色がよくない人の倦怠感や不眠に効果的。	ぼういおうぎとう **防已黄耆湯** 水太り気味の人の多汗、倦怠感、肥満などの改善に。	ほちゅうえっきとう **補中益気湯** 倦怠感や食欲不振をサポートし、体力の低下を防ぐ。

健康保険適用の漢方薬なら費用的にも続けやすいでしょう。もし気になる症状があって漢方薬を使いたい場合は、まずは一度婦人科に相談してみてください。自分に合った薬を選んでもらえ、費用的にも無理なく習慣づけられます。

以上、婦人科で受けられるおもな更年期障害の治療について解説しました。とくに、HRTは更年期障害の治療の大事な選択肢の一つではありますが、きちんとした生活習慣が大前提となります。

前章までにお伝えした食事や適度な運動を取り入れて、生活習慣を整えるとともに、ストレスを解消するなど、日々の生活の積み重ねが土台であることを忘れないでください。

第5章

かかりやすい病気から身を守る

女性のがんと
生活習慣病

子宮体がん
対策

50歳以降に急増！肥満予防と早期発見がポイント

不正出血を見逃さない

子宮にできるがんには「子宮頸がん」と「子宮体がん」の2つがありますが、更年期にとくに注意したいのは、女性ホルモンの乱れからくる子宮体がんです。閉経前後の50~60代で急増し、約80%が閉経後に起こります。子宮の内側にある子宮内膜にできるため「子宮内膜がん」とも呼ばれます。

女性ホルモンのエストロゲンとプロゲステロンがバランスよく分泌されていれば、たとえ子宮内膜に異常な細胞が発生しても、定期的に剝がれ落ちるので子宮体がんは起こりにくいのですが、女性ホルモンのバランスが乱れる閉経前後は、子宮内膜の異常増殖が引き起こされ、子宮体がんのリスクが高まります。

おもな症状は、初期に現れる不正出血（閉経後の出血・月経時以外の性器出血）です。進行すると排尿困難、排尿痛、性交痛などを伴うようになります。

子宮体がんは早期発見が大切！

がんができる場所	子宮体部（子宮内膜）
発症しやすい年代	50〜60代（ピークは50代）
おもな原因	女性ホルモン
発症しやすい傾向がある人	閉経前後、閉経が遅い、月経不順、排卵障害、妊娠・出産の経験がない、エストロゲン製剤の長期使用、肥満、高血圧、糖尿病、家族に乳がんや大腸がんにかかった人がいる
症状	不正出血（初期）、尿が出にくい、排尿のときに痛みを感じる、性交痛がある、下腹部や腰が痛い
予防	肥満を防ぐ。子宮内膜の異常増殖を防ぐ
早期発見	不正出血があれば必ず婦人科を受診すること。超音波検査＋子宮内膜の細胞診を行うことが多い
治療法	基本は手術。放射線治療、抗がん剤治療が行われることも

ウイルス感染が原因の「子宮頸がん」

子宮頸がんは子宮の入り口にできるがんで、おもに30～40代で発症します。原因は発がん性のHPV（ヒトパピローマウイルス）の感染によるもの。性交渉をきっかけにウイルスが入るので、性交年齢が低かったり、経験人数が多かったりするとそれだけかかるリスクが高くなります。

不正出血があったら念のため婦人科を受診し、経腟超音波検査（エコー）などで子宮内膜の増殖の有無を調べ、がんがないかどうかを確認しましょう。また、閉経後の人で、血液やうみのようなものが混じったおりものが見られたときも、同様に受診して検査を受けてください。

女性ホルモンのバランスの乱れが原因のため、若いころから月経不順だった人や、エストロゲンの分泌過剰になりやすい出産経験がない人、閉経が50代後半と遅かった人は、注意が必要です。

また、排卵障害や多のう胞性卵巣症候群（卵胞（らんぽう）の成長が途中で止まりたくさんの小さな卵胞が卵巣内にとどまる病気）など、卵巣のトラブルも引き金となります。

そのほか、エストロゲンは脂肪組織からも作られるため、肥満もリスクを高めます。ふだんから適正体重を守り、閉経後はとくに体重コントロールを心がけましょう。

ポイントは、閉経しているかどうかにかかわらず、不正出血を見逃さないことです。閉経前後は毎年子宮体がんの検診を受けるようにし、早期発見に努めましょう。

家族に子宮体がんをはじめ乳がん、大腸がんなどにかかった人がいる場合も注意が必要です。また、高血圧や糖尿病などの生活習慣病との関連性も指摘されています。

このように、ほとんどの子宮体がんはエストロゲンに関連して生じるものが大半ですが、閉経から数年たった高齢者の子宮内膜に発生するケースもあります。

子宮体がんは、発見されたときはすでに進行していることも少なくなく、進行した場合は予後もよくないので、定期的な検診が最良の自衛策です。

子宮体がんは進行の状態によって4つのステージに分類されます。

I期はがんが子宮体部にとどまっているもの、II期はがんが子宮頸部に広がっているが子宮を越えていないもの、III期はがんが子宮に広がっているが骨盤を越えていないもの、または子宮のリンパ節へ広がっているもの、IV期はがんが骨盤を越えているか、明らかに膀胱や腸粘膜に浸潤(しんじゅん)しているもの、遠隔転移のあるものです。

治療は手術が基本で、原則として子宮だけでなく、転移しやすい卵巣と卵管も切除します。ステージII以降は周囲のリンパ節も切除します。手術で切除できない場所にがんがある場合は、放射線治療や抗がん剤治療が行われます。

ステージI、IIで見つかれば治療成績も良好です。

なお、子宮頸がんは子宮の入り口にできるがんで、HPV(ヒトパピローマウイルス)の感染がおもな原因です。30~40代と比較的若い世代に多く、自覚症状はほとんどありません。

乳がん対策

だれもがかかり得る身近ながん

検診とセルフのダブルチェックで見逃さない！

乳がんは、乳腺にできる悪性腫瘍です。乳腺には乳汁を運ぶ乳管と乳汁を作る小葉（しょうよう）があり、乳がんのほとんどは乳管にでき、初期はほぼ無症状です。

進行するに従い、乳房やわきの下にしこりを感じる、乳房にひきつれやくぼみがある、乳頭にただれや分泌物があるなどの症状が現れます。

女性のがんの中でもっとも多く、毎年9万人がかかります。女性の約10人に1人が一度は乳がんを経験するというデータもあるほど、とても身近ながんといえます。

30代後半以降に罹患率が急上昇し、発症のピークが40代後半と60代前半の2つあるのが日本での特徴ですが、70代以降の高齢者でもかかりますから、女性なら生涯にわたって注意すべきがんといえます。

乳がんは、女性ホルモンの刺激によって増殖しますから、月経のある期間が長い人ほどリスクが高く、初潮が早かった人や閉経年齢が遅かった人は注意が必要です。

また、授乳と乳がん発症の関連性を裏付ける研究結果は多く、授乳経験がない人は授乳経験のある人にくらべて発症リスクが高く、授乳の期間が長いほど発症リスクが下がることも確認されています。

乳がんと出産経験の有無の関連性ですが、これまでは出産経験のない人の乳がん発症リスクはそうでない場合の2・2倍とされ、出産経験が多いほど乳がんの発症リスクは低下し、初産年齢が若いほど発症リスクも下がるとされてきました。しかし近年、これらの傾向は乳がんのタイプをホルモン受容体別に分けた4つのタイプのうち、一つに限られており、そのほかのタイプについては出産経験や初産年齢には関連性がないことが報告されています。

乳がんは生活習慣とも密接に関わっており、**閉経の前後を問わずアルコールの摂取が乳がん発症リスクを高めるのは確実で、摂取量が増加するほどリスクも高くなります。**いうまでもなく喫煙もハイリスクです。エストロゲンは脂肪組織からも作られるため、肥満もリスクを高めます。なお、HRT治療で使うエストロゲン剤については乳がんのリスクはほぼ心配ないと考えられています（→P．170）。

そのほか、乳がんのうちの5~10%は遺伝性であるといわれています。母親や姉妹、祖母など血縁者に乳がんや卵巣がんにかかった人がいる場合は、そうでない場合にくらべ、乳がんの発症リスクが高まる可能性があります。

乳がんの5年生存率（治療してから5年間生きる人の割合）は、早期（ステージⅠかⅡ）で見つかれば90%以上、10年生存率もステージⅠでほぼ100%という統計があります。早期に発見し適切に治療できれば治るがんですから、毎年の乳がん検診（触診、マンモグラフィ、乳腺超音波検査）と毎月のセルフチェックで身を守りましょう。

セルフチェックのしかたは次のとおりです。

鏡の前で両腕を上げ、乳房の形に変形やくぼみがないかを見ます。

次に、わきの下から乳房にかけて手を入れ、乳房をすくい上げるようにしてしこりや違和感がないかを確認します。入浴後などの習慣にするとよいでしょう。

治療は早期で腫瘍が小さければ、乳房を温存する手術が第一選択。腫瘍が比較的大きく温存手術が困難な場合は乳房全切除術を行います。術後はホルモン療法（内分泌療法）、抗ＨＥＲ2療法（分子標的薬治療）、化学療法（抗がん剤治療）などを行います。

乳がんのリスクが高い人、低い人

	リスクが高い	リスクが低い
月　経	初潮が早い、閉経が遅い	標準
体　格	高身長	ふつう・低身長
遺　伝	血縁者にいる	血縁者にいない
出産経験	経験なし・高齢出産	経験あり
授乳経験	経験なし	経験あり
体　型	肥満	標準
アルコール	飲む	飲まない
喫煙の習慣	あり（受動喫煙含む）	なし
運動習慣	なし	適度にあり
糖尿病	あり	なし

参考：国立がん研究センター がん情報サービス／日本乳癌学会
「患者さんのための乳がん診療ガイドライン 2019 年度版」

乳がんは、体格や体型、遺伝のほか授乳経験や生活習慣などのさまざまな要因があり、40 歳以上の女性ならだれもがかかるリスクがあります。

卵巣がん対策

閉経後が発症のピーク！自覚症状の乏しい厄介ながん

婦人科検診の内診でわかるケースも

卵巣にできる悪性腫瘍が、卵巣がんです。

卵巣がんの発症が多い年代は40～60代半ばで、ピークは50代です。多くの場合、閉経後に発症します。日本では年間1万人が卵巣がんに罹患していますが、自覚症状が少なく発見しにくい厄介ながんです。

卵巣がんの発症には、排卵する際に卵巣表面にできる傷が関係すると考えられており、妊娠・出産経験がないなど排卵回数が多い人ほどリスクが高まります。

排卵のたびに卵巣から卵子が飛び出し、卵巣が傷つきます。卵巣は、毎回損傷と修復をくり返していますが、その過程でがんが発生することがあります。妊娠・出産経験がない人はそれだけ多く排卵していることになり、ハイリスクです。

さらに、月経周期の異常や無月経、激しい月経痛などの月経トラブルが長年続いていた人は、卵巣機能に何らかのトラブルがあるため、注意が必要です。

また、卵巣がんの約10％には遺伝的要因があるとされ、血縁者に卵巣がんや乳がんにかかった人がいる場合、リスクが高いといわれています。

そのほか、卵巣に子宮内膜が増殖する子宮内膜症の一種である「チョコレートのう胞」がある人も、卵巣がんを発症するリスクが高いといえます。

卵巣はもともと小さく、腫れていても初期は自覚症状を感じにくい臓器です。がんが進行すると下腹部の張り、圧迫感、痛み、しこりなどが現れます。

「食後ではないのにおなかが出ている」「下腹部に圧迫感があってトイレに行きたくなるが尿は出ない」「風船のようにおなかが膨らんできた」「スカートのサイズが大きくなってきた」「急におなかが痛くなった」などの場合は、早めに受診してください。

早期発見のポイントは、やはり年に1回の婦人科検診です。早期発見が難しいがんですが、内診で見つかることもあり、卵巣腫瘍の大きさや硬さ、可動性や周囲の臓器との位置関係などがわかります。また、超音波による画像検査や血液検査も有用です。

卵巣は骨盤の奥深くにあるため、子宮のように体外から細胞を採って検査することができません。静かに進行し、ある程度進行してから発見されることの多いがんです。

卵巣がんの治療の基本は、手術＋抗がん剤です。がんをできるだけ残さないよう、ステージによって子宮、卵巣、卵管、リンパ管などを摘出します。

卵巣がんは抗がん剤の有効性が高く、6～8割の人はがんが小さくなります。かなり進行した卵巣がんでも抗がん剤が効く場合があり、先に抗がん剤でがんを小さくしてから手術を行うこともあります。

ちなみに、低用量ピルで排卵を抑えると、卵巣がんのリスクが下がるというデータが報告されています。

そのほか、卵巣がんのリスクとして肥満、アルコールの過剰摂取、喫煙があげられます。ふだんから高カロリー・高脂肪の食事を避け、太らないよう注意するとともにアルコールを控え、禁煙を心がけましょう。

卵巣がんのリスクが高い人

50〜60代である

妊娠・出産経験がない

長期の月経トラブルがあった

肥満

子宮内膜症を発症したことがある

血縁者に卵巣がんを発症した人がいる

卵巣のう腫とは？

卵巣の中にできる塊を卵巣腫瘍といいますが、中でも、袋状になった病変の中に液体がたまったものを卵巣のう腫といいます。20〜40代と比較的若いころにできやすく、ほとんどが良性。ただし、閉経後に悪性腫瘍（がん）化することがあるので、年に1回の婦人科検診を欠かさないようにしましょう。

子宮周辺の病気対策

子宮筋腫、子宮腺筋症、子宮内膜症への対処法

閉経に伴う経過観察のポイント

子宮がん以外の子宮関連の病気として、「子宮筋腫」「子宮内膜症」「子宮腺筋症」があり、この3つが「女性の3大良性疾患」といわれています。どれも命に関わるようなことにならないため「良性」とされますが、月経痛、吐き気、腰痛、頭痛、イライラ、下痢といった症状を伴いますので、必要な治療を受けるようにしましょう。閉経とともに症状が治まるのが一般的です。

子宮にできるのは、子宮筋腫と子宮腺筋症です。

子宮筋腫は子宮に良性のコブ（腫瘍）ができて、大きくなる病気です。

子宮腺筋症は、本来子宮内膜にあるべき子宮内膜組織が子宮筋層内にでき、子宮筋層が厚くなり、子宮が大きくなる病気です。

子宮内膜症は、本来子宮の内側にあるべき子宮内膜組織が子宮以外の場所にできたものをいいます。そのうち卵巣内にできた内膜症を「チョコレートのう胞」といいます。

◇子宮筋腫

子宮や卵巣の病気で、更年期前後の女性にもっとも多いのが子宮筋腫です。成人女性の3～4人中1人にあるとされ、小さなものまで含めば、ほとんどの女性が持っているともいわれています。

多発しやすいのが子宮筋層にできる「筋層内筋腫」です。また、子宮内膜の内側の粘膜にできる「粘膜下筋腫」は症状が強く出ます。外側の漿膜（しょうまく）にできる「漿膜下筋腫」は大きくなるまでほとんど無症状です。

子宮筋腫のおもな症状は、経血にレバー状の血が混じる、経血の量が多い、月経期間が長引く、不正出血がある、下腹部に硬いしこりがあるなどです。経血量の増加に伴い、貧血の症状も現れます。**子宮筋腫はエストロゲンによって育つので、閉経も遅めになることが少なくありません。**しかし、閉経を迎えれば徐々にサイズが縮小していきます。

子宮筋腫の治療の基本は手術による筋腫の切除です。子宮を全部切除する「子宮全摘術」、筋腫だけを取り除く「子宮筋腫核出術」のほか、切除せずに筋腫に向かう血流を止める「子宮動脈塞栓術」などがあります。

症状がなく大きさが3㎝前後なら年1回の経過観察、それ以上の大きさなら半年に1回の定期的なチェックを受けます。更年期以降、HRTなどを検討したいけれど、筋腫を大きくしたくない場合は、医師に相談してください。

◇子宮腺筋症

子宮内膜に似た組織が子宮の壁である子宮筋層の内側にできる病気です。月経痛や過多月経がおもな症状で、40代にもっとも多く見られ、経産婦に多いとされています。これは、妊娠中、子宮が大きくなって子宮筋層にすき間ができ、内膜のような組織が入り込みやすくなることが原因である可能性が高いと考えられています。ホルモン療法のほか、手術も検討されますが、閉経後は悪化することはほぼありません。

◇子宮内膜症

発症のピークは30代前半ですが、40代以降注意が必要なのが、卵巣内にできるチョコレートのう胞です。のう胞のサイズによっては卵巣を切除することもあります。閉経後はがん化するリスクも高まるため、ほかの2つの疾患と異なり、閉経後も婦人科受診が必須です。子宮内膜症の2大症状は痛みと不妊です。激しい月経痛のほか、腰痛、下腹部痛、排便痛、性交痛などがあります。治療としては、炎症や癒着(ゆちゃく)がない場合、痛みを軽減することを目的とするホルモン療法が行われます。

子宮とその周辺にできる女性の3大良性疾患

子宮腺筋症

子宮内膜組織が子宮筋層の内側にできるもの。40 代の経産婦に多い。月経痛や経血の量が多くなるなどの症状がある。

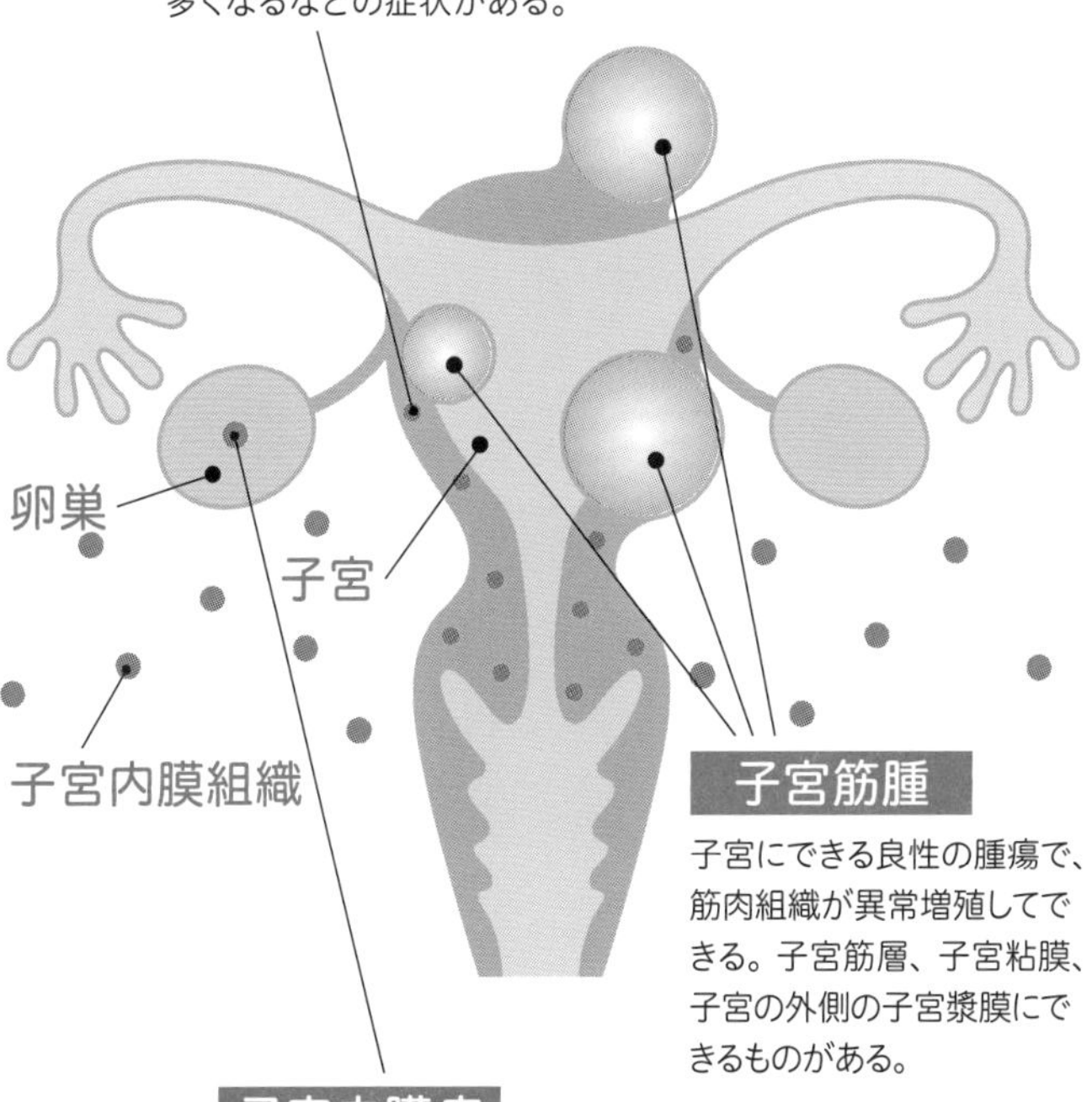

子宮筋腫

子宮にできる良性の腫瘍で、筋肉組織が異常増殖してできる。子宮筋層、子宮粘膜、子宮の外側の子宮漿膜にできるものがある。

子宮内膜症

子宮内膜組織が卵巣や腹膜などの子宮の内側以外にできる病気。強い痛みをもたらし、不妊の原因になる。このうち卵巣の中にできたものをチョコレートのう胞という。

生活習慣病
予防①

糖尿病を防いで全身の血管を健やかに保つ

食事と運動で上手に血糖コントロールを

糖尿病は、血液中のブドウ糖の濃度（血糖値）が高くなり過ぎる病気です。

食事によって腸から吸収されたブドウ糖が血液中に入ると、すぐに膵臓（すいぞう）からインスリンが分泌され、血液中のブドウ糖がすみやかに細胞内に取り込まれ、エネルギー源として使われます。糖尿病は、インスリンの分泌が不足したり、効かなくなったりして、血液中のブドウ糖が細胞内に取り込まれなくなる病気です。

健康な人なら、食後、血糖値は一時的に高くなっても、インスリンの作用によってブドウ糖がスムーズに細胞内に取り込まれ、血糖値は下がります。

しかし糖尿病になると、膵臓がいくらインスリンを分泌しても間に合わず、ブドウ糖が細胞に取り込まれることなく血液中にふえ、血糖値が常に高い状態になります。

ブドウ糖は、細胞内に入ってエネルギーとして使われれば問題ありませんが、血液中では血管に傷をつけて動脈硬化（血管が硬くなる病気）を引き起こします。脳や心臓の血管に影響が及ぶと脳卒中や心筋梗塞などの重大な病気を招きますし、糖尿病が進行すると糖尿病性網膜症や糖尿病性腎症、糖尿病性神経障害など、重篤な合併症をもたらします。

エストロゲンには、血糖値を下げるインスリンの働きを助ける作用がありますが、**更年期になるとエストロゲンが減少するため、インスリンの働きが低下し、血糖値が下がりにくくなって糖尿病になりやすくなります。**

また、閉経後は内臓脂肪がたまりやすくなることも、糖尿病の一因です。

初期はほとんど症状がなく、全身倦怠感、疲労感、手足のしびれ、冷え、むくみ、皮膚のかゆみ、乾燥、目のかすみ、頻尿・残尿感などが現れると、すでに進行していることが多いため、予防が肝心です。年に1回の健康診断で血糖値をチェックしておきましょう。

特定健診（公的医療保険加入者を対象にした健康診査）では、空腹時血糖が100mg／dL以上またはHbA1c（ヘモグロビンエーワンシー）（血中の糖化ヘモグロビンが存在する割合）が5・6％以上を高血糖の基準としています。糖尿病が疑われたら、まずは内科を受診しましょう。

糖質のとり過ぎ、寝る前の飲食、急激に血糖値の上昇をきたす食べ方を控え、食物繊維を積極的に摂取するほか、運動習慣をつけることで糖尿病を防ぎましょう。

生活習慣病予防②

脂質異常症を防いで動脈硬化から身を守る

LDLコレステロール値を適正に保つ

脂質異常症は、更年期以降に起こりやすい生活習慣病です。脂質異常症は空腹時のLDL（悪玉）コレステロール、HDL（善玉）コレステロール、中性脂肪（トリグリセライド）の数値で診断されます。

脂質異常症になると、血液中の総コレステロールやLDLコレステロール、中性脂肪が増加し、HDLコレステロールが減少します。

コレステロールはエストロゲンの材料となるため、エストロゲンが作られている間はコレステロールが使われて低く抑えられますが、更年期以降はコレステロールの在庫がふえ、総コレステロール値が上がってきます。

血管の中を過剰なコレステロールを含む血液が流れると、余ったコレステロールが血管の内側にくっつき、血管が硬くなって「動脈硬化」を引き起こします。

動脈硬化は、脳梗塞、脳出血、狭心症、心筋梗塞などの命に関わる重大な病気に直結しますので、脂質異常症を防ぐことが大切です。

以前は総コレステロール値が一定の範囲を超えると脂質異常症とされ、治療の対象とされてきましたが、実際に血管を障害して動脈硬化をもたらすリスクが高いのはＬＤＬコレステロール値が高い場合です。

さらに、中性脂肪値も重要です。動脈硬化を進行させるのは血管壁に入り込むコレステロールの成分であり、中性脂肪が直接血管の壁にたまるわけではありませんが、中性脂肪も血管を障害することがわかっており、実際にはＬＤＬコレステロール値と中性脂肪の両方が高い場合も多く見られます。基準値としてはＬＤＬコレステロールが１４０mg／dL以上、ＨＤＬコレステロールが40mg／dL未満、中性脂肪が１５０mg／dL以上のいずれかの場合、脂質異常症と診断されます。毎年の健康診断で数値を把握しておくようにし、脂質異常症が疑われたら、まずは内科を受診しましょう。

腹部に脂肪がたまる内臓脂肪型肥満は中性脂肪がふえる原因になりますから、糖質やアルコール、コレステロールの多い食品、動物性脂肪のとり過ぎを控え、じゅうぶんな食物繊維を摂取して適正体重を保ちましょう。

生活習慣病予防③

高血圧は50代以降急増し、頭痛やめまいを伴う

いますぐ減塩を習慣づけよう

血液が動脈を流れる際に血管の内側にかかる圧力のことを血圧といい、高血圧とは安静状態での血圧が慢性的に正常値よりも高い状態をいいます。最高血圧が140mmHg以上、最低血圧が90mmHg以上である場合、高血圧と診断されます。

更年期を境に起こる高血圧を、更年期高血圧といいます。40代では9・5%だった高血圧のある女性の割合が、50代では33・8%と急増します。エストロゲンの減少に伴い、血圧をコントロールしている自律神経のバランスが乱れ、血圧が不安定になるためと考えられています。

また、エストロゲンには血管を柔軟にして拡張させる働きがあり、血管内の圧力を低下させますが、エストロゲンが減少することで血管の柔軟性が低下し、高血圧が引き起こされるのです。

遺伝性があり、血縁者に高血圧のある人がいる場合や、妊娠時に高血圧になったことがある人（妊娠高血圧症候群）は、更年期の一過性の高血圧ではない場合もあります。慢性化すると動脈硬化が進み、脳卒中や心筋梗塞などを引き起こしますから、早めの対策が大切です。

更年期高血圧は、めまいや動悸、頭痛、不安感なども併発することがよくあります。まずは婦人科を受診し、更年期症状と合わせて診察してもらうことをおすすめします。

高血圧はこれまでの長年の生活習慣が大きく関わるといわれ、塩分過多の食生活やアルコールのとり過ぎ、肥満や運動不足も原因となります。

とくに、食塩に含まれるナトリウムは血管内の水分をふやす作用があり、ナトリウムが過剰になると血圧を上げます。まずは、1日の塩分摂取量を6g程度に抑えるなど減塩に努め、薄味の味覚に慣れるようにしていきましょう。

更年期高血圧の段階で血圧を正常に保つ努力をはじめれば、更年期の終了とともに血圧の変動も落ち着いてくることがあります。

血圧測定器を購入し、家庭でも測定・記録を習慣づけるのもよいでしょう。

COLUMN 4

潤いを取り戻し、性交痛を解消する腟剤

腟の内側の壁もエストロゲンによって潤っています。閉経後は、腟の内壁が乾燥しやすくなり、カサカサする「ドライバジャイナ」という現象が起こります。これは、エストロゲンの分泌が減少することで、それを餌にしていたデーデルライン桿菌(かんきん)という乳酸菌の一種がなくなって常在菌のバランスがくずれることで生じます。また、コラーゲンの減少により、腟の弾力やハリも失われます。この場合、エストロゲンの腟剤（→ P.156）でエストロゲンを補うと、腟の粘膜に潤いを取り戻すことができます。性交痛が解消されるだけでなく、閉経後の萎縮性腟炎や萎縮性外陰炎などの予防にも役立ちます。腟が潤うことでその前後にある尿道や肛門の保湿力も高まり、免疫力アップにもつながるのです。

第6章

人生が変わる！閉経後の備え方

アフターー更年期のコツ

閉経前後の体の変化

エストロゲンで守られていた時期から新たなステージへ

女性は50歳で体もかかる病気も変わる

更年期は、卵巣機能が働かなくなる閉経前後の10年間。これまで述べてきたような更年期症状がとくに強く現れるのは、閉経の前後2年ずつの3〜4年間とされています。

というのも、卵巣から分泌されるエストロゲンが少なくなるという状態に、体が次第に慣れていくからです。すなわち、更年期とは、いずれはエストロゲンなしで過ごしていくための準備期間ということもできるのです。

閉経までの移行期は、卵巣機能が低下しはじめ、ホルモン分泌に関わる脳の視床下部のコントロール下にある自律神経のバランスが崩れ、さまざまなトラブルに見舞われます。

一方、閉経後は、エストロゲンの分泌の急激な減少による不安定さからは解放されますが、今度はエストロゲンの不足を原因とするトラブルが次々と起こります。

つまり、40代までエストロゲンで守られてきた女性の体は、閉経に近づくにつれて骨や筋肉が急激に衰え、動脈硬化や高血圧、脂質異常症、糖尿病などの生活習慣病にかかりやすくなるといえるのです。

骨密度も急激に低下し、全身の骨がもろくなるので、ちょっとした力が加わるだけで骨折しやすくなります。骨粗しょう症のリスクが高くなっていくのも、閉経後の特徴です。

全身の筋力も衰え、猫背になるなど姿勢が悪くなります。また、関節が硬くなり、ひざや腰に慢性的な痛みを抱える人がふえてきます。

さらに、2014年に国際学会がGSM（閉経関連尿路生殖器症候群）という新しい概念を提唱しました。これは、**閉経前後以降、大半の人に下半身の不具合が現れる**というものです。

日本人女性の平均寿命は87・45歳ですが、今後私たちは、計算上91・3歳まで寿命がのびると予測されています。

50歳以降は、女性ホルモンの影響ではなく、自分の努力や日々の積み重ねがダイレクトに健康に反映する時期に入るといえます。

最期まで自分で身の回りのことが自分ででき、人生をよりよいものにするために、閉経後から前向きに過ごせる取り組みをはじめましょう。

下半身トラブル

閉経後から急増する「GSM」

3大悩みは尿もれ、骨盤臓器脱、性交痛

閉経前後は尿もれや膣の萎縮、膣の乾燥からくる性交痛、子宮脱など、下半身のトラブルを抱える人がふえます。ですが、まだまだ「恥ずかしいもの」として、医療機関を受診しないで人知れず悩んでいる人が大半なのが実情です。

閉経前後に急増するこれらのトラブルは、以前は老人性膣炎などとひとくくりにされ、「加齢によるしかたのないもの」とされていました。昨今は、GSM（閉経関連尿路生殖器症候群）という新しい概念で総称されたことで、婦人科や泌尿器科で扱われるようになってきました。

GSMは、エストロゲンの減少からくる筋肉や皮下組織の衰え、難産や多産など出産時に生じた骨盤底の損傷、遺伝的な体質などが原因で起こるとされています。

骨盤底は、胴体のいちばん底にあり、筋肉や靭帯、皮下組織、神経などで構成され、臓

気づかないうちに進行する 骨盤臓器脱に要注意

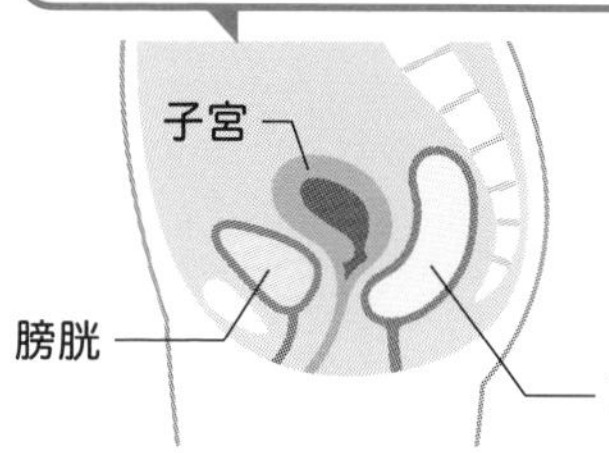

若いうちは、膀胱、子宮、直腸が骨盤底筋にしっかり支えられています。出産や加齢、肥満、慢性の便秘などで骨盤底に負担がかかると、骨盤臓器脱の原因になることも。生活習慣の改善でよくなることが多くあります。

膀胱脱

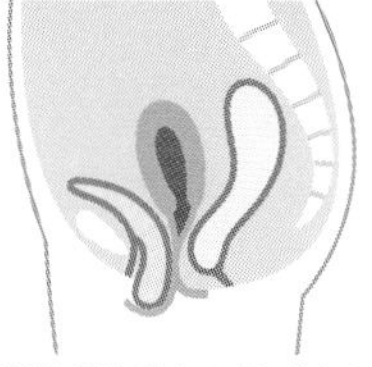

膀胱が膣壁から飛び出た状態。残尿感や膀胱炎の原因に。

直腸脱

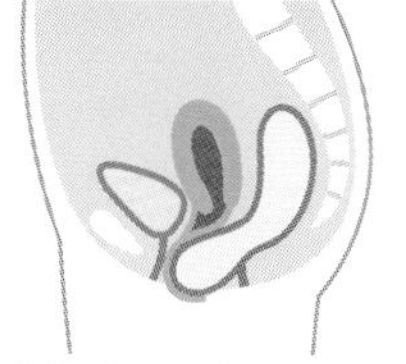

直腸が肛門の外に突き出た状態。おもな原因は排便時のいきみ。

子宮脱

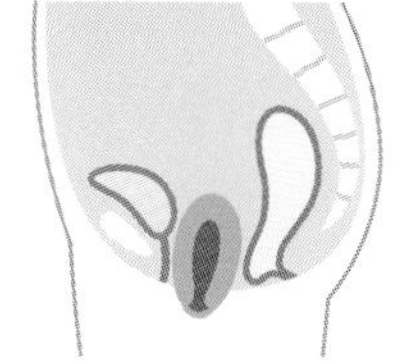

子宮が膣から外に出てしまう。腹圧をかけたときに起こりやすい。

膣断端脱

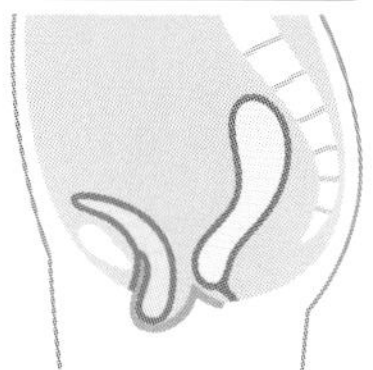

手術で子宮を摘出したあと、膣のいちばん奥の壁が下がってしまった状態。

小腸脱

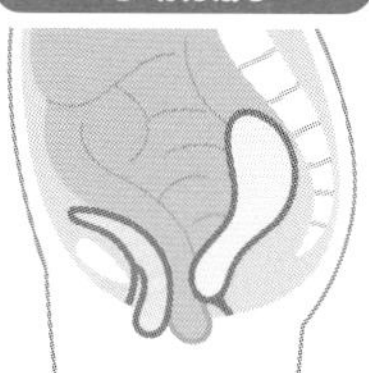

手術で子宮を摘出したあと、下がった小腸が膣から外に出てきてしまう。

器を下から支える部分の総称です。なお、骨盤底筋（→第3章）は、骨盤の底に重なる筋肉群の総称で、正式名を「骨盤底筋群」といって区別しています。

若いうちはエストロゲンによって筋肉量がキープされ、しっかり臓器を支えていた骨盤底が、エストロゲンが減少することで萎縮し、ゆるみが生じます。

さらに、過去の長時間に及ぶ出産や出産回数の多さのほか、排便時の過度ないきみ、肥満による内臓脂肪の増加なども原因と考えられています。

骨盤内の臓器は、前から膀胱、子宮、直腸の順に並び、通常なら骨盤底筋にしっかり支えられ、落ちてくることなく保たれています。

骨盤底に収まるはずの臓器が膣口から飛び出てくる骨盤臓器脱は、骨盤の下で臓器を支えている骨盤底に負荷がかかり、骨盤底がゆるんだり傷ついたりして起こります。

膀胱脱、直腸脱、子宮脱の順で頻度が高く、一度に複数の臓器が落ちてくるケースも少なくありません。くしゃみをすると尿もれしたり、ストレッチなどで腹圧をかけたときや座ったときに座面に違和感があったりする場合は、骨盤底が弱っている可能性があります。

夕方になると、股間の違和感や異物感が強くなることも特徴です。

次ページのチェックリストで骨盤底のゆるみ度をチェックしてみましょう。

骨盤底のゆるみ度チェックリスト

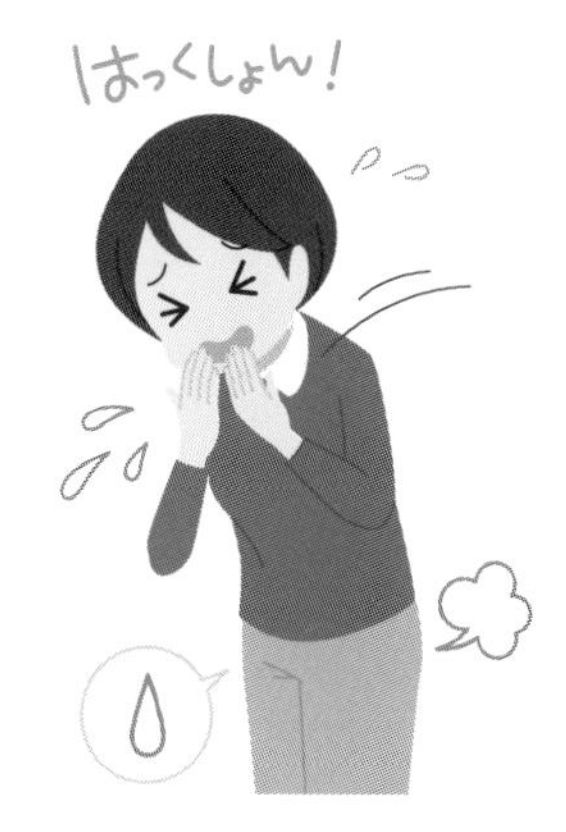

□ くしゃみをすると、少し尿もれしたり、おならが出てしまうことがある

□ 運動やストレッチをしていると、膣から空気が出るのを感じる

□ 何かの拍子に、膣から空気が出て音が鳴ったことがある

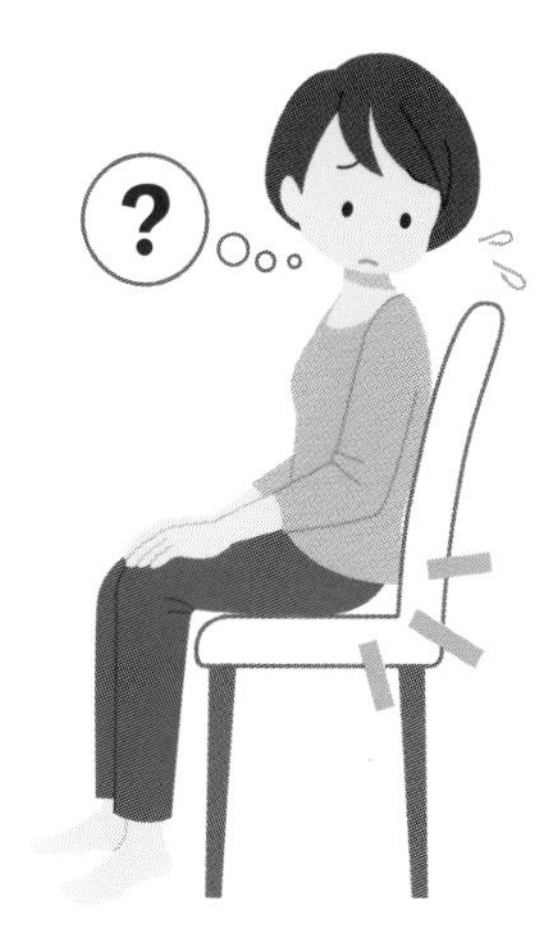

□ お風呂から出たあとに、膣から水が出てくることがある

□ イスに座ったときに、座面に何かが当たったような違和感を覚えたことがある

□ 自転車のサドルに当たる部分に痛みや違和感がある

□ 夕方になると、股間に異物感があることがある

1つでも当てはまる場合は、骨盤底のゆるみが疑われます。

尿トラブル

行動を著しく制限する尿もれ・頻尿の治し方

生活習慣の改善と体の使い方で骨盤底をケア

尿トラブルは中高年に多い悩みで、40代以降の女性の44％に尿もれの経験があるというデータもあります。尿もれや頻尿などの尿トラブルがあると、トイレが不安で外出しづらくなったり、尿もれパッドが欠かせなくなったりするほか、夜間にトイレで何度も起きるなど、不眠の原因にもなり、ＱＯＬ（生活の質）を著しく低下させます。

こうした尿トラブルも、骨盤底のゆるみが原因と考えられます。

尿もれは、原因によって「腹圧性尿失禁」と「切迫性尿失禁」に大別されます。

通常、膀胱にある程度尿がたまると、脳からの指令で膀胱が収縮し、尿を押し出します。このとき、ふだんはしっかり尿道口を閉めている骨盤底にある尿道括約筋（かつやく）が、尿道口をゆるめることで尿が勢いよく排出されるのです。

腹圧性尿失禁とは、この尿道口が弱っている状態です。咳やくしゃみ、ジャンプした拍子などおなかに圧力がかかったときに、尿道口が開いてついもれてしまうタイプです。

一方、切迫性尿失禁は、膀胱に尿がたまっていないのに、突然、激しい尿意を催し、トイレが間に合わず、すぐにもれてしまうタイプです。

この場合、膀胱が過剰に収縮する過活動膀胱の状態になっており、多くは頻尿を伴い、骨盤底のゆるみ以外にも体形や持病、生活背景などさまざまな要因が考えられます。

更年期以降は、これらの混合タイプがほとんどです。骨盤底筋を鍛えるヨガ（→第3章）を習慣づけるほか、①適正体重を保ち、体重の大きな増減のない生活習慣をつけること、②便秘を解消し、排便時にいきまないこと、③重いものを一気に持たないことを心がけましょう。また、日常生活でふだんから骨盤底に負荷をかけないような体の使い方を意識することも大切です。

たとえば、立った状態で床のものをとる場合は、ひざと股関節を曲げ、体を低くしてしゃがみます。腰を曲げてとると、腹圧がかかるので注意してください。

排便時も、後ろにもたれかかるように便座に座っていきむと腹圧がかかり、骨盤底を傷めます。便座に座ったら上半身を前に傾け、両手をひざの上に置き、ゆっくりと呼吸することで排便に関わる骨盤底筋がゆるみ、スムーズに排便できます。

GSMの
治療法

そのままにしないで軽度のうちから対策を

下半身のセルフケアが大切

腟まわりのトラブルは婦人科で、骨盤底に関わる泌尿器のトラブルは泌尿器科でおもに扱われますが、昨今、横断的に治療する取り組みも進み、女性泌尿器科（ウロギネ外来）など、女性に特化して治療する診療科も登場しています。これらのトラブルがあったら、まずはかかりつけ医に相談するとよいでしょう。

女性泌尿器科は、おもに骨盤臓器脱と腹圧性尿失禁を対象とした女性専門外来です。尿もれの治療は、もれる量や頻度、困っている度合いなどをベースに治療法が検討されます。治療は段階に応じ、さまざまな選択肢があります。

尿もれや頻尿の症状には、過活動膀胱の治療薬や専門の理学療法士による骨盤底筋トレーニングが一般的です。

治療薬では、膀胱の異常収縮を抑制したり、膀胱を拡張したりする作用のある薬が処方されます。テープによる尿失禁手術などの方法もあります。

また、性交痛対策には膣まわりを保湿するジェルや潤滑ゼリー、膣剤によるエストロゲン補充や内服薬などがあります。

そのほか、自費診療にはなりますが、膣の乾燥や萎縮対策として、膣表面や外陰部に炭酸ガスレーザーを照射して潤いを与えたり、引き締めたりする治療が受けられる医療機関もあります。

こうした治療を検討するほか、閉経後はふだんから下半身のセルフケアを心がけるようにするとよいでしょう。

入浴後などに、膣まわりの乾燥や萎縮がないか、自分の指を使ってチェックする習慣をつけることで、小さな異常の段階でトラブルを発見することができます。また、膣まわりを保湿することで乾燥や萎縮をある程度改善することが見込めるでしょう。

自分の体の状態はきちんと触って常にチェックし、自分の健康を自分で守りましょう。

いちばんシンプルな健康法

1日8000歩を目標にすき間時間にどんどん歩こう

こま切れ歩きでもOK！ シニアからの最高の歩き方

更年期以降の健康維持に欠かせないものとしてとくに強調したいのは、運動です。運動を習慣づけることで健康寿命を格段にのばすことができます。

健康寿命とは、日常的に介護を必要としないで自立した生活が送れる年数のこと。日本人女性の健康寿命は約74歳で、平均寿命とは10年以上もへだたりがあります。

健康寿命を損なう原因の多くが筋肉や骨、関節のトラブルですから、運動によって骨や関節、筋肉をふだんから鍛えることが大切です。

ヨガ（→第3章）のほか、ウォーキングや水泳、なわとび、ジョギングなどの有酸素運動を組み合わせたり、スクワットなどの筋トレをプラスしたりするとよいでしょう。

中でも手軽で続けやすいのはウォーキングですが、健康効果を得られるやり方には次のようなポイントがあります。

エビデンスにもとづく目標歩数は、65歳未満は1日8000歩、65歳以上は1日7000歩です。平均歩数が1日あたり7000～8000歩くらいになればOK。時間のある日に〝歩きだめ〟をしておくのでも大丈夫です。1週間のトータルで、5万～6万歩を目標にしましょう。

また、歩くときは無理のない範囲での早歩きを心がけてください。目安としては、軽く息が弾む程度の、歩きながら会話ができるくらいのスピードがおすすめです。10分あたり1000歩ちょっとくらいが理想です。

さらに、**ウォーキングは連続して行わなくても、こま切れ歩きの足し算で大丈夫。**10分の歩行を3回行うのと、30分連続で歩くのとでは、健康効果は変わらないという研究結果があります。仕事や家事の合間のすき間時間を利用して、こまめに体を動かして歩数を稼ぎましょう。エスカレーターを使わずに階段を使う、電車は一駅手前で降りて歩くなど、工夫次第で活動量を高めることができます。運動を続けることで血糖値を正常に保ち、肥満を予防・改善し、善玉コレステロールをふやし、生活習慣病も予防できます。

食事や睡眠、運動など生活習慣の改善、ホルモン補充療法（HRT）などの治療を取り入れるなどして、50歳から80歳までの30年間を充実させ、その後の人生に備えましょう。

おわりに

私が産婦人科医として、またスポーツドクターや産業医として、たくさんの女性と触れ合う中で感じてきたこと、それは「**がまん強さが女性自身を苦しめている。そしてそのことに女性自身が気づいていない**」ということでした。

私たちは、不調を感じてもついついがまんしてしまいがちです。「いずれはよくなるだろう」とか、「つらいのは自分だけじゃないはず」とか、「熱があるわけじゃないから会社を休みにくい」などと考え、無理を重ね、どうにか時間をやり過ごし、悪化させてしまっている人が本当に多いのです。

実際、更年期の不調に対しては、周りの理解が得られにくいのが現状です。

職場は男性中心で、女性といえば、まだ更年期に至っていない20~30代、40代前半までの人たちが多く、当事者でない限り、なかなか不調はわかってもらいにくいものです。

しかし、女性が仕事を持ちながら、子育てしながら、介護しながら、社会においても家庭においても、責任を持ちつつ、さまざまな役割を担うようになっている昨今、そろそろ「がまんしない自分」でいることが、今後の人生をよりよくすることだと気づいている方も少なくないでしょう。

体調不良で困っても、困りっぱなしではダメ。役立つ情報をきちんとリサーチし、対策があるなら前向きにトライして、メリットを賢く受け取るしたたかさを持ちましょう。

閉経以降は、女性ホルモンの波に揺さぶられないおだやかな安定の時期です。人生はつながっており、ここでいかによい生活習慣を積み重ねたかが20年後、30年後の自分を作ります。何を食べ、どう体を動かし、どう眠るか、実践していることのすべてが将来の自分を決めるのです。毎日がベストでなくても大丈夫。できることからはじめてみましょう。

私が産婦人科の女性医師でよかったと思うことの一つに、さまざまな治療法を自分で実践し、変化を共有できるということがあります。試して「効果があった」と思えた専門的な知識を、読者の方々への思いとともにこの一冊に詰め込みました。

みなさんが望む人生を、自分らしくイキイキと進んでいく、その道を照らすささやかな灯となれば幸いです。

高尾美穂

［著者］

高尾美穂（たかお・みほ）

産婦人科専門医。女性のための統合ヘルスクリニック イーク表参道副院長。

医学博士。スポーツドクター。ヨガドクター。

東京慈恵会医科大学大学院修了。同大学付属病院産婦人科助教をへて2013年より現職。「すべての女性によりよい未来を」をモットーに、医療・ヨガ・スポーツの3つの活動を通じ、専門的な知識をわかりやすく伝える啓発活動に精力的に取り組む。高いプロ意識とソフトで親しみやすいキャラクターが大人気。イベントやセミナー、メディア出演多数。著書に『超かんたんヨガで若返りが止まらない!』（小社刊）がある。

YouTube「高尾美穂からのリアルボイス」を毎日更新し、女性の健康のみならず、よりよく生きるためのヒントを届けている。

ブログ https://www.mihotakao.jp/blog

［STAFF］

カバーデザイン／小口翔平＋奈良岡菜摘（tobufune）
カバー・本文イラスト（P.12 ～ 19・第3章）／平松 慶
本文デザイン・作図／平田治久（NOVO）
本文イラスト／湯沢知子
撮影／岡田ナツ子
編集協力／有留もと子　二平絵美
編集／三宅礼子
校正／株式会社円水社

いちばん親切な更年期の教科書
閉経完全マニュアル

発行日　2021年10月25日　初版第1刷発行
　　　　2022年 4 月15日　　　第6刷発行

著　者　高尾美穂
発行者　竹間 勉
発　行　株式会社世界文化ブックス
発行・発売　株式会社世界文化社
〒102-8195　東京都千代田区九段北4-2-29
TEL　03-3262-5118（編集部）
TEL　03-3262-5115（販売部）
印刷・製本　中央精版印刷株式会社

ISBN978-4-418-21416-7